L'HOMŒOPATHIE

VULGARISÉE

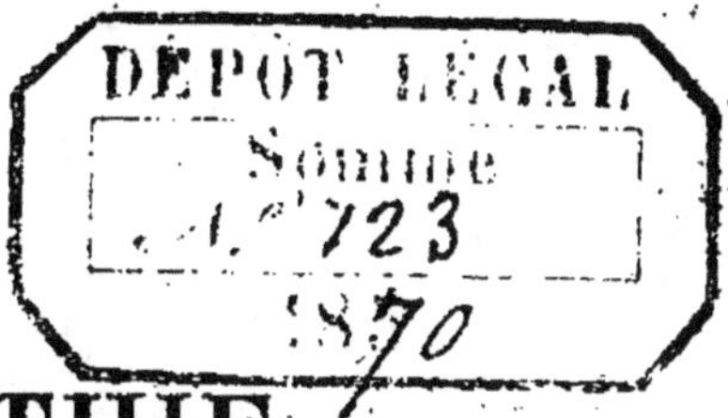

L'HOMŒOPATHIE

VULGARISÉE

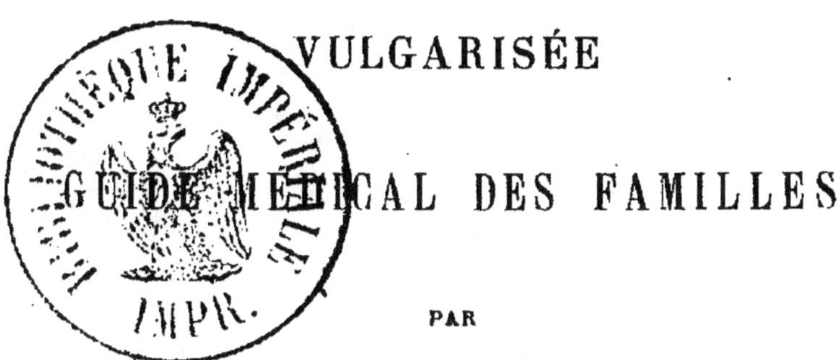

GUIDE MÉDICAL DES FAMILLES

PAR

Paul LANDRY

DOCTEUR EN MÉDECINE DE LA FACULTÉ DE PARIS
MEMBRE DE LA SOCIÉTÉ HOMŒOPATHIQUE DE FRANCE
ET DE PLUSIEURE SOCIÉTÉS SAVANTES
MÉDECIN DES DISPENSAIRES HOMŒOPATHIQUES

———o———

PARIS

CHEVALIER, LIBRAIRE-ÉDITEUR

61, Rue de Rennes, 61

—

1870

PRÉFACE

—

L'homœopathie, inconnue il y a cent ans, à peine soupçonnée chez nous depuis un demi siècle, a pris pendant ces trente dernières années un essor qu'il serait puéril de vouloir contester. Mais, pour des raisons que j'ai fait connaître ailleurs, (1) le plus grand nombre des médecins ne veut ou n'ose pas mettre en pratique, ostensiblement du moins, cette nouvelle doctrine. Le public, au contraire, désintéressé dans les questions de théorie et les rivalités d'écoles, et qui cherche simplement la voie la plus sûre, la plus facile et la plus prompte pour obtenir la gué-

(1) Voyez mes *lettres à un homme du monde sur l'homœopathie.*

rison de ses maux, le public paraît avoir mieux apprécié notre zèle et nos efforts. Nous voyons en effet grossir chaque jour les rangs de nos adhérents attirés par les incontestables succès de notre pratique. — Mais le nombre des clients s'accroît dans une proportion plus grande que celui des médecins ; et il s'en faut encore de beaucoup que ceux-ci soient répartis à peu près également sur toute la surface du territoire. Aujourd'hui encore, pour pouvoir recevoir les soins d'un médecin homœopathe, il faut demeurer dans une grande ville. Cet état de choses tend de jour en jour à disparaître ; mais en attendant il faut aviser. Les habitants des centres moins favorisés devront-ils donc être absolument privés des bienfaits de l'homœopathie? Nous ne l'avons point pensé, et c'est surtout pour eux que nous avons écrit ce manuel. Il est destiné, nous l'espérons, à rendre quelques services, et trouvera sa place dans toutes les familles désireuses de mettre à profit les ressources considérables dont nous disposons. Non qu'un livre si bien fait qu'on le suppose puisse jamais remplacer le médecin : on ne devient pas architecte ou légiste pour avoir lu des ouvrages traitant les questions d'architecture ou de jurisprudence; mais du moins on est initié à la matière, et l'on peut dans certains cas rendre quelques services. De même ici. Avec le livre que nous offrons aujourd'hui au public, on pourra parer aux premiers accidents et remplir les indications les plus pressantes. Mais il sera toujours utile de recourir aux lumières et à l'expérience du médecin, si l'on ne veut pas ensuite s'exposer à faire fausse route.

Ce petit ouvrage sera encore très-utile à tous ceux de nos confrères, et ils sont plus nombreux qu'on ne pense, qui, désireux de se rendre compte des effets de notre médication, voudraient vérifier eux-mêmes les faits et aborder ainsi le terrain de l'homœopathie. Ils trouveront ici des indications thérapeutiques assez nombreuses pour suffire largement à leurs commencements. Que si les premières tentatives leur paraissaient assez encourageantes pour persévérer dans cette voie ils seraient toujours à temps pour aborder l'étude d'un ouvrage plus volumineux. Dans tous les cas, notre concours leur est acquis, et ils peuvent compter sur notre zèle pour leur donner toutes les indications dont ils pourraient avoir besoin.

Dr PAUL LANDRY,

Rue du Bac, 122.

Paris, mai 1870.

AVIS

———

Le lecteur qui voudra se mettre en état d'appliquer les indications que renferme cet ouvrage devra se munir d'une pharmacie de famille contenant nos médicaments sous forme de globules. Ces pharmacies sont plus ou moins complètes. Je donne ici trois listes d'après lesquelles on pourra se guider pour composer sa boîte de médicaments.

BOITE N° 1.

1. *Aconit.*	8. *Chamomilla.*
2. *Arnica.*	9. *China.*
3. *Arsenic.*	10. *Dulcamara.*
4. *Belladona.*	11. *Hepar S.*
5. *Bryonia.*	12. *Hyosciamus.*
6. *Calcarea.*	13. *Ipeca.*
7. *Carbo veg.*	14. *Lachesis.*

15. *Lycopodium.*
16. *Mercurius vivus.*
17. *Nux vomica.*
18. *Phosphorus.*
19. *Pulsatilla.*

20. *Rhus.*
21. *Sepia.*
22. *Silicea.*
23. *Sulfur.*
24. *Veratrum*

BOITE N° 2.

1. *Acidum phos-*
   [phori.
2. *Aconit.*
3. *Apis.*
4. *Arnica.*
5. *Arsenic.*
6. *Aurum fol.*
7. *Belladona.*
8. *Bryonia.*
9. *Calcarea.*
10. *Cannabis ind.*
11. *Cantharis.*
12. *Carbo veg.*
13. *Causticum.*
14. *Chamomilla.*
15. *China.*
16. *Cocculus.*

17. *Coffea.*
18. *Conium.*
19. *Drosera.*
20. *Dulcamara.*
21. *Graphites.*
22. *Hepar S.*
23. *Hyosciamus.*
24. *Ignatia.*
25. *Iodium.*
26. *Ipeca.*
27. *Lachesis.*
28. *Lycopodium.*
29. *Mercurius vivus.*
30. *Natrum muriat.*
31. *Nux vomica.*
32. *Opium.*
33. *Phosphorus.*

34. *Pulsatilla*.
35. *Rhus*.
36. *Sepia*.
37. *Silicea*.

38. *Staphysagria*.
39. *Sulfur*.
40. *Veratrum*.

BOITE N° 3.

1. *Acidum nitri*.
2. *Acidum phos-phori*.
3. *Aconit*.
4. *Antimonium*.
5. *Apis*.
6. *Argentum fol*.
7. *Arnica*.
8. *Arsenic*.
9. *Aurum fol*.
10. *Baryta carb*.
11. *Belladona*.
12. *Bryonia*.
13. *Calcarea*.
14. *Cannabis ind*.
15. *Cantharis*.
16. *Carbo veg*.
17. *Causticum*.

18. *Chamomilla*.
19. *China*.
20. *Cina*.
21. *Clematis*.
22. *Cocculus*.
23. *Coffea*.
24. *Colocynthis*.
25. *Conium*.
26. *Coralia R*.
27. *Digitalis*.
28. *Drosera*.
29. *Dulcamara*.
30. *Graphites*.
31. *Hepar S*.
32. *Hyosciamus*.
33. *Ignatia*.
34. *Iodium*.
35. *Ipeca*.

36. *Lachesis.*
37. *Ledum.*
38. *Lycopodium.*
39. *Mercurius.*
40. *Natrum mura.*
41. *Nux vomica.*
42. *Opium.*
43. *Phosphorus.*
44. *Platina.*
45. *Plumbum.*
46. *Pulsatilla.*
47. *Rhus.*
48. *Sabina.*

49. *Sambucus.*
50. *Sepia.*
51. *Silicea.*
52. *Spigelia.*
53. *Spongia.*
54. *Stannum.*
55. *Staphysagria.*
56. *Stramonium.*
57. *Sulfur.*
58. *Tartarus.*
59. *Thuia.*
60. *Veratrum.*

On trouve les boîtes de 24, 40 et 60 médicaments chez tous les pharmaciens homœopathes, et principalement chez MM. Derode et Deffès, 43, rue du Cardinal Fesch, à Paris. M. Derode tient pareillement à la disposition des clients des boîtes contenant tous les médicaments indiqués dans cet ouvrage.

Aux personnes qui me demandent quelle pharmacie elles doivent choisir, je donne ordinairement le conseil de prendre la boîte de 40 médicaments. Elle contient en effet ceux qui sont le plus souvent indiqués. Toutefois, lorsque cela est possible, je préfère la boîte plus complète renfermant 60 médicaments.

INSTRUCTION

SUR LE MODE D'EMPLOI DES MÉDICAMENTS

—

Les médicaments contenus dans les pharmacies de famille sont sous forme de globules parfaitement solubles dans l'eau. — Dans les maladies aiguës, je prescris d'ordinaire six globules dans dix cuillerées d'eau, une cuillerée toutes les deux ou trois heures, suivant les cas. — Dans les affections chroniques, la dose diffère. Je donne alors un à deux globules par jour, dans la valeur de deux cuillerées d'eau. — Ce sont là, on le comprend, des règles générales, mais qui souffrent de nombreuses exceptions difficiles à indiquer en quelques lignes.

Dans tous les cas, il importe que l'eau dont on se sert soit aussi pure et aussi claire que possible. Toutefois, on pourra corriger la crudité de l'eau, surtout en été, soit en la sucrant quelque peu ;

soit mieux encore, en y versant quelques gouttes
de bonne eau-de-vie ou d'alcool pur. On devra
se servir pareillement d'un verre parfaitement
propre, plusieurs fois rincé et essuyé à sec ; on
aura soin de le recouvrir soigneusement, afin
d'éviter qu'il s'y introduise de la poussière ou
quelque autre ingrédient nuisible.

En certaines circonstances, on est obligé de
donner deux médicaments qu'il faut alterner,
c'est-à-dire faire prendre successivement toutes
les deux ou trois heures. Les mêmes précautions
sont alors recommandées, et l'on devra même
éviter soigneusement de se servir de la même
cuillère pour les deux médicaments.

Il est de règle de faire en sorte que la digestion
ne puisse nuire à l'action des médicaments. C'est
pourquoi on recommande expressément de
prendre les cuillerées prescrites au moins. une
heure avant, ou trois heures après les repas. Chez
les malades, un simple bouillon ou un potage ne
doivent pas être considérés tout à fait comme
repas; on pourra donc alors prendre le médicament une heure ou une heure et demie après
cette légère réfection.

Le régime des personnes qui ont recours à la
médication homœopathique sera sobre et réservé, sans être cependant aussi sévère que l'exi-

gcaient les premiers médecins homœopathes. Il convient de s'abstenir d'acides, de salade et de conserves vinaigrées, de liqueurs, de charcuterie et de mets excitants ou fortement épicés. Il est bon aussi de renoncer aux objets très-odorants, du moins pendant le temps que l'on fait usage de nos médicaments. On fera bien de se rincer la bouche, chaque fois que l'on devra prendre sa cuillerée médicamenteuse.

Toutes ces recommandations admettent, nous le répétons, un certain nombre d'exceptions. Mais nous ne pouvons, on le comprend, les formuler ici.

Quant aux cas qui réclament l'emploi et l'usage de tel ou tel médicament, le but de ce livre est précisément de les faire connaître.

L'HOMŒOPATHIE

VULGARISÉE

ANASARQUE OU ENFLURE

Anasarque est la traduction abrégée de trois mots grecs qui signifient *eau dans les chairs*. Ces termes indiquent suffisamment la nature du mal que nous avons à décrire ici. Il consiste en ce que les divers tissus de l'économie deviennent le siége d'une infiltration séreuse plus ou moins abondante. Quelquefois, la sérosité atteint les organes internes : mais le plus souvent elle se loge dans le tissu cellulaire situé sous la peau ; elle détermine alors, par sa présence, une enflure ou gonflement qu'il suffit d'avoir observé une fois pour ne plus le méconnaître.

L'anasarque limitée à une partie du corps ou à un organe constitue l'*œdème*.

Qu'elle soit générale ou partielle, l'infiltration

séreuse est souvent le symptôme ou la conséquence d'une autre affection. Ainsi, elle apparaît
pendant la convalescence des maladies graves ou
à la fin de fièvres prolongées ; on la voit encore
se produire à la suite de suppression brusque
d'hémorrhoïdes ou des règles, ou encore après
un refroidissement, le corps étant en sueur. Elle
est fréquente dans les maladies du cœur. Enfin
elle se manifeste comme symptôme ultime et redoutable dans un certain nombre d'affections. —
D'autres fois, il ne paraît pas que l'anasarque soit
aucunement symptomatique. Ceux chez lesquels
on l'observe alors sont généralement des sujets à
constitution lymphatique ou débilitée, habitant
des lieux obscurs, humides, peu aérés, ou faisant
usage d'une alimentation insuffisante ; en un
mot, placés dans de mauvaises conditions hygiéniques.

Lorsque l'anasarque envahit le tissu sous-cu-
tané, l'accumulation de la sérosité produit bientôt
le gonflement de la peau qui pâlit et prend la
teinte d'un blanc mat. En même temps, il y a
empâtement et mollesse des tissus. La pression
du doigt y laisse une dépression assez accentuée
qui ne s'efface qu'avec lenteur. — La marche de
l'affection varie, suivant les circonstances dans
lesquelles elle s'est produite ; et elle emprunte à

ces circonstances mêmes des éléments de gravité plus ou moins grande. D'ordinaire assez facilement curable quand elle ne dérive d'aucune maladie grave, l'anasarque présente au médecin une grande résistance dans les cas opposés. Toutefois cette règle admet des exceptions assez nombreuses.

TRAITEMENT. — L'anasarque pouvant se produire sous l'influence de causes très-différentes, les médicaments à employer seront variables suivant les cas. Indiquons ici les principaux.

Arsenic est indiqué surtout chez les malades, dont l'anasarque s'accompagne ordinairement d'oppression ou d'asthme.

Apis convient surtout chez les femmes au moment de l'âge critique.

Digitalis réussit généralement quand l'enflure est sous l'influence d'une affection du cœur.

Dulcamara rendra d'utiles services, si l'anasarque est survenue après la suppression d'une transpiration et un refroidissement.

Veratrum sera préféré lorsque l'on notera des symptômes cholériformes, par exemple des selles diarrhéiques et gélatineuses, la suppression plus ou moins complète des urines, etc.

V. page 9 pour le mode d'emploi des médicaments.

ACNÉ OU COUPEROSE

On désigne ainsi une inflammation siégeant à la peau, localisée dans les follicules sébacés de cette membrane, se manifestant par la présence de petites pustules rouges isolées, qui suppurent lentement et laissent ensuite, à la place de la pustule, une petite tumeur dure qui met un temps assez long à disparaître.

Cette éruption présente diverses variétés, dont les principales sont désignées sous les noms d'acné simple, acné induré, couperose. Mais au fond, le caractère de l'affection est toujours identique.

L'acné est une maladie assez fréquente, ce qu'il est facile de constater, son siége de prédilection étant la face. Néanmoins, chez certains sujets, on le rencontre plutôt sur le tronc, en sorte que son existence peut dans ces cas passer inaperçue.

Les adolescents des deux sexes, principalement à l'époque de la puberté, y sont généralement sujets. Il en est de même des femmes au moment de l'âge critique, et souvent aussi chez celles dont les règles se trouvent momentanément supprimées, soit par suite d'accident, soit naturellement par une grossesse. On a remarqué pareil phénomène chez les hommes jeunes ou adultes, sous l'influence d'une continence absolue. Ces faits démontrent des rapports évidents entre l'acné et le travail des organes génitaux. A un point de vue plus général, les femmes sont plus sujettes à l'acné que les hommes. Il faut dire que l'habitude déplorable qu'ont beaucoup de femmes de s'appliquer sur la peau et surtout au visage des fards et des cosmétiques n'est pas sans avoir une grande influence sur le développement de cette éruption. Il convient encore de signaler ici les excès de table - et particulièrement de boisson, souvent répétés, comme une cause favorisant beaucoup l'apparition de l'acné. Et comme, une fois ces habitudes prises, on y renonce difficilement, il en résulte que, loin d'avoir une tendance à la guérison, la maladie ne fait que s'aggraver davantage de jour en jour. Dans ce cas, c'est le nez qui paraît être le siége de prédilection du mal. Bientôt cet organe prend une teinte violacée qui s'étend peu à peu aux parties environnantes et finit par donner à la physionomie un caractère particulier que tout le monde connaît. Quand les choses sont à ce point, il y a tout lieu de craindre que la maladie laisse des traces indélébiles. — Du reste, l'acné a généralement une marche lente et une durée assez longue.

Traitement. — L'acné étant une maladie

essentiellement chronique, on est souvent obligé de recourir à un certain nombre de médicaments pour en triompher. Ceux qui donnent les meilleurs résultats sont les suivants :

Belladona, principalement chez les jeunes gens au moment de la puberté, et lorsque l'éruption apparaît surtout à la figure.

Lachesis, dans la couperose des femmes arrivées à l'âge critique ; et chez l'un et l'autre sexe, lorsque l'éruption s'accompagne de maux de tête avec lourdeur et somnolence.

Sulfur lorsque l'éruption paraît être sous l'influence du vice dartreux, et qu'elle s'étend sur une partie du corps, surtout au dos et aux épaules.

— **Carbo vegetabilis** répond à des indications analogues.

Arsenic convient surtout chez les personnes adonnées aux excès alcooliques et à l'ivrognerie.

Ces divers médicaments se donnent à l'intérieur; mais il est quelquefois bon d'en faire des applications externes, sous forme de lotions, deux ou trois fois par jour, aux parties qui sont le siége de l'éruption.

A peine est-il nécessaire d'ajouter que le malade devra s'abstenir avec soin de tout excès, particulièrement des excès de table ; ceux-ci non-seulement provoquent et entretiennent le mal, mais encore contrarient et souvent même empêchent complétement l'action des médicaments.

ANGINE OU MAL DE GORGE

On décrit sous le nom générique d'angine toutes les affections qui se rattachent à la gorge, les plus bénignes comme les plus graves. Nous étudierons les principales. Cet article sera seulement consacré à l'angine simple ou gutturale.

Dans cette espèce, il existe un état inflammatoire au fond de la bouche et de l'arrière-gorge : les amygdales participent souvent à l'inflammation. Dans certains cas même, les amygdales seules sont le siége du mal. On dit alors qu'il y a angine tonsillaire ou amygdalite.

La membrane muqueuse qui tapisse les diverses parties malades est rouge, luisante, tendue. La luette se gonfle et s'allonge, et tombant sur la base de la langue, provoque de fréquents mouvements de déglutition qui sont généralement douloureux. Le malade éprouve une grande sécheresse dans la bouche et l'arrière-gorge ; il a la parole difficile et nasonnante ; la bouche est amère, l'haleine forte. L'appétit manque, la soif est vive. Tous ces symptômes s'accompagnent d'une fièvre plus ou moins accusée, suivant les cas.

Il peut arriver que, les accidents croissant en intensité, la suppuration s'établisse, surtout aux amygdales. Mais le plus ordinairement il n'en est pas ainsi ; et au bout de quelques jours, le mal décroît graduellement jusqu'à la guérison. D'autres fois, l'affection, au lieu de guérir, passe à l'état chronique. Les phénomènes que l'on observe alors se rapprochent assez de ceux décrits précédemment, sauf qu'ils offrent une intensité moindre, et que la fièvre n'apparaît que rarement. La muqueuse, au ieu d'être d'un rouge accusé, présente une coloration plutôt bleuâtre, accompagnée d'un pointillé rougeâtre. Quand les choses en arrivent à ce degré, la maladie peut rester indéfiniment stationnaire.

Certaines personnes sont très-sujettes aux maux de gorge. Dans quelques familles, ces affections paraissent héréditaires. Dans les circonstances ordinaires, l'angine reconnaît pour cause principale l'influence du froid et les changements brusques de température.

TRAITEMENT. — Les principaux médicaments auxquels on devra recourir contre l'angine sont les suivants :

Aconit que l'on retrouve chaque fois qu'il y a forte fièvre avec chaleur sèche, et rougeur d'une ou des deux joues ; le picotement accompagné de contractions dans la gorge l'indique ici d'une façon particulière.

Belladona convient dans presque toutes les angines, et spécialement lorsqu'on remarque les symptômes suivants : élancements dans la gorge, surtout en avalant; besoin continuel d'avaler, avec déglutition difficile ; rougeur du palais, de la luette et des amygdales.

Chamomilla est utile surtout chez les enfants, et aussi quand on éprouve une sensation analogue à celle que provoquerait une grosseur dans la gorge.

Lachesis rend de grands services chez les femmes au moment de l'âge critique, lorsque l'angine est provoquée par une de ces congestions si fréquentes à cette époque.

Pulsatilla pareillement chez les femmes, mais en dehors de l'âge critique, et lorsque le mal paraît résulter de ce que les règles ne viennent pas convenablement.

Mercurius est indiqué lorsqu'il y a déglutition difficile, surtout des boissons ; mauvais goût de la bouche, salivation abondante, gonflement des gencives et de la langue, ulcères dans la gorge.

V. page 9 pour le mode d'emploi des médicaments.

ANGINE LARYNGÉE OU LARYNGITE

Cette affection, comme son nom l'indique, siége au larynx. Mais cet organe peut être affecté de diverses manières ; et il s'en faut de beaucoup que les formes multiples que revêt la laryngite présentent des symptômes d'une égale intensité. Nous distinguerons donc et décrirons à part chaque variété de la laryngite.

I. — Laryngite catarrhale

Caractérisée généralement par un enrouement plus ou moins considérable et quelquefois par l'impossibilité complète d'émettre des sons (aphonie). Elle est accompagnée d'une toux rauque qui amène une expectoration assez abondante de mucosités. Respiration rarement gênée ; peu ou point de fievre.

La laryngite catarrhale reconnaît assez ordinairement pour cause un refroidissement, surtout par arrêt de transpiration. D'autres fois elle succède à l'inflammation des bronches, ou même de la partie supérieure de la gorge. Chez plusieurs sujets que leurs fonctions obligent à parler ou à chanter souvent en public , une fatigue ordinaire du larynx prédispose davantage aux affections de cette nature.

La durée est généralement courte, et la terminaison favorable. Toutefois, si les soins n'ont pas été donnés avec discernement, ou si le malade s'est exposé de nouveau aux causes qui ont provoqué son indisposition, la laryngite peut persister pendant un temps assez long, et même persévérer indéfiniment. Du moins, le larynx devient alors tellement sensible aux influences extérieures, que le plus léger refroidissement, la moindre fatigue produisent sur cet organe des effets nuisibles, et peuvent ramener tous les premiers accidents qu'on avait pu croire conjurés.

TRAITEMENT. — Contre la laryngite catarrhale, on emploie principalement :

Aconit, déjà indiqué à propos de l'angine simple, et dans les circonstances analogues. Ce médicament suffit seul dans certains cas légers, mais à condition que le malade garde le repos, suive un régime sévère, et évite le froid.

Ipeca, si l'aconit n'a pas suffi, surtout si la respiration est anxieuse, et quand il y a des quintes de toux accompagnées de vomissements.

Phosphorus sera donné lorsque l'irritation du larynx sera assez forte pour que le simple attouchement provoque de vives douleurs. Ce médicament est pareillement utile lorsque le malade a presque complétement perdu l'usage de la parole, par suite de la douleur qu'occasionne l'émission des sons.

Hepar sulfuris convient dans des conditions à peu près analogues à celles de phosphorus.

Bromum devra être administré, si aucun des médicaments déjà signalés n'a amené une amélioration notable au bout d'un ou deux jours.

Argentum foliatum, continué pendant quelque temps, sera extrêmement utile chez les personnes atteintes d'aphonie, et qui, par état, doivent parler ou chanter en public. — D'autres fois, *nux vomica* sera préférable.

V. page 9 pour le mode d'emploi des médicaments.

II. — Laryngite proprement dite

Elle paraît se produire moins sous l'influence du froid, que par le contact de substances irritantes ; par exemple des vapeurs de soufre ou de chlore, la fumée aspirée pendant quelque temps, des poussières diverses introduites dans le larynx. L'exercice immodéré de la voix, et conséquemment les professions où il faut beaucoup parler ou chanter ont une influence incontestable sur le développement de la laryngite.

Dans la forme bénigne de cette affection, on note comme symptômes principaux : chaleur et pico-

tement dans le larynx, puis raucité de la voix ; toux
sèche, provoquée par la moindre pression ; l'air
passe assez difficilement et provoque quelquefois
un léger sifflement. Du reste, durée courte, et tendance à la guérison qui survient généralement au
bout de quelques jours.

La forme grave présente les mêmes symptômes,
mais beaucoup plus accentués et plus douloureux.
Le malade peut à peine articuler quelques sons, la
parole produisant une sensation de déchirement.
La voix, d'abord sifflante, s'éteint bientôt presque complétement. Respiration très-gênée, toux
extrêmement douloureuse, accompagnée de crachats semi-purulents. Il y a une fièvre intense ;
par suite de la difficulté de respirer, la face se
congestionne, et il peut arriver un moment où
l'anxiété soit telle, que la vie soit en danger. Toutefois, si les soins sont administrés à temps et
convenablement, la guérison est la terminaison
heureusement la plus fréquente.

Dans la forme bénigne comme dans la forme
grave, il peut encore arriver que la maladie ne
guérisse pas franchement et passe à l'état chronique. Les symptômes généraux disparaissent ;
mais la voix est toujours enrouée, surtout le matin : il y a encore une certaine gêne dans le
larynx, et la respiration est moins libre qu'à l'état

normal. La toux est rare et ne se montre guère qu'au moment du réveil. Les choses étant en cet état, la maladie devient très-rebelle aux moyens de guérison et repasse facilement de nouveau à l'état aigu.

TRAITEMENT. — C'est encore **aconit** qui est indiqué ici, principalement au début de la maladie, lorsque la fièvre est intense et l'état aigu bien accentué. Ensuite, on consultera utilement :

Sambucus, lorsqu'il y a des accès de toux suffocante au réveil, avec tendance à un commencement d'asphyxie.

Rhus, si l'on a remarqué des érosions à la gorge, avec accumulation de mucosités abondantes dans le nez et gêne de la respiration, haleine courte, tension et élancements dans la poitrine.

Carbo vegetabilis, quand la voix est rauque et l'enrouement opiniâtre, principalement au commencement ou à la fin de la journée ; et quand le malade rend des mucosités verdâtres par la toux.

Drosera, contre la toux sèche et spasmodique provoquée souvent par le picotement ou le grattement du larynx, et amenant parfois des vomituritions et même le vomissement des aliments.

Sepia, lorsque la toux s'accompagne d'un expectoration abondante de mucosités puri-

formes ou d'un goût salé, quelquefois sanguinolentes, principalement chez les sujets scrofuleux ou
dartreux.

Nous avons expliqué déjà l'utilité de *argentum
foliatum* chez les personnes qui par état sont obli-
gées de parler ou chanter en public.

V. page 9 pour le mode d'emploi des médicaments.

III. — Laryngite striduleuse.

Cette affection qui présente quelques symptômes
analogues à ceux du croup est désignée par différents noms : laryngite spasmodique, faux croup
. etc. C'est une maladie propre à l'enfance, et qui se
remarque plus généralement de deux à huit ans.

L'invasion est généralement brusque. C'est à
peine si, pendant les deux ou trois jours qui pré-
cèdent, l'enfant éprouve du côté des voies aériennes
quelques malaises, qui souvent même passent
inaperçus ; encore, ces prodrômes manquent-ils
quelquefois. Tout à coup, l'enfant est pris au milieu
de la nuit, ou pendant tout autre moment, d'un
accès de suffocation avec respiration anxieuse et
sifflante, toux rauque ressemblant parfois à l'aboiement d'un jeune chien, voix enrouée, quelquefois
éteinte, mais rarement. L'inspection de la gorge
ne dénote cependant la présence d'aucune fausse
membrane. Mais la face du petit malade se con-

gestionne, ses lèvres deviennent violettes, ses yeux hagards expriment la terreur ; il penche la tête en arrière pour respirer, et dans les efforts d'inspiration, ses membres sont quelquefois convulsés. En un mot, on observe tous les signes de l'asphyxie. Peu ou point de fièvre d'ailleurs.

L'accès, qui peut ne durer que quelques minutes, dépasse rarement une heure. Peu à peu les symptômes s'amendent et tout rentre successivement dans l'ordre; et il ne reste plus chez le petit malade qu'un état général de fatigue et de malaise en rapport avec la violence de l'accès. Celui-ci est quelquefois unique : toutefois il n'est pas rare de le voir se renouveler pendant plusieurs jours de suite, mais alors avec une intensité souvent décroissante. Ordinairement la maladie se termine par la guérison dans l'espace d'une semaine. Mais il y a des cas malheureux où la violence et la durée de l'accès sont telles, que l'on ne peut sauver l'enfant. — Cette maladie est sujette à récidive, et on l'observe quelquefois chez certains sujets d'une manière périodique, principalement au printemps.

TRAITEMENT. — Deux médicaments sont ici recommandés par M. le docteur Teste. Ce sont **coralia rubra** et **opium**. On a soin de les alterner, et voici comment il convient alors de procéder. On fait dissoudre six globules de *coralia* et six globules d'*opium*, chacun dans six cuillerées d'eau environ. Après quoi, on donne alternativement et tous les quarts d'heure une cuillerée à café de chaque solution; cela, tant que dure l'accès. Quand il est calmé, ce qui généralement, mais pas toujours, cependant, arrive assez promptement sous l'influence de cette médication, on continue encore pendant une heure de donner des cuillerées suivant les indications énoncées ci-dessus. Ensuite, on donne opium seul.

Sambucus est pareillement indiqué ici. Dans quelques cas où la médication qu'on vient d'indiquer n'avait pas donné tous les résultats espérés, ce remède a fort bien réussi.

Arsenic est conseillé, lorsque l'on voit l'affection persévérer pendant plusieurs jours.

Si, malgré les soins les plus assidus, les symptômes devenaient menaçants, au point de compromettre sérieusement l'existence du petit malade, il faudrait recourir à la trachéotomie, comme on est obligé de faire quelquefois pour le vrai croup. Hâtons-nous cependant de dire que l'on n'a que bien rarement occasion d'en arriver là, surtout si les indications données plus haut ont été bien remplies.

V. page 9 pour le mode d'emploi des médicaments.

IV. — Laryngite ulcéreuse

Décrite aussi sous les dénominations de phthisie laryngée, ulcères, chancres, carie, nécrose du larynx, cette affection présente plusieurs variétés qui ont pour caractère commun, une déperdition de substance dans le tissu du larynx. Mais les causes qui peuvent produire ces désordres diffèrent sensiblement. Tantôt en effet la laryngite ulcéreuse succède à une laryngite chronique, tantôt elle est la conséquence d'une phthisie confirmée. Dans certains cas c'est un symptôme de syphilis : d'autres fois enfin, quoique plus rarement, elle est due à la présence d'un cancer.

Le début du mal est souvent insidieux. A la suite d'une angine ordinaire, la voix reste altérée sans que cela attire d'abord l'attention. Cet enrouement augmente petit à petit, accompagné d'une sensation de chaleur et de picotements au larynx. L'absorption des liquides plus encore que des substances solides détermine parfois une douleur assez vive, et devient dans quelques cas un peu difficile. Respiration assez libre encore, mais accompagnée assez fréquemment d'une petite toux sèche et enrouée, suivie de crachats filants et visqueux. Au bout d'un certain temps ces symptômes s'accusent davantage ; le malade arrive à ne plus pouvoir rien avaler sans provoquer des quintes de toux pénibles et fatigantes, par suite desquelles les boissons se trouvent chassées par le nez ; la voix est enrouée et presque éteinte, et c'est à peine si le patient peut émettre quelques sons ; les crachats contiennent du pus et du sang ; et l'on peut entendre, même à distance, le sifflement de la respiration. Les choses peuvent rester en cet état pendant un temps plus ou moins long. Mais à mesure que les lésions sont plus accusées sur le larynx, il survient des symptômes nouveaux, tels que des accès de suffocation qui, rares d'abord, deviennent de plus en plus fréquents. Le malade maigrit et perd ses forces ; il est miné par la fièvre et bientôt il finit par succomber après une lutte douloureuse, ou au contraire il s'éteint dans le calme le plus parfait.

Tel est le tableau succinct de la maladie abandonnée aux seules forces de la nature. Il est à peine nécessaire de dire qu'à l'aide d'une médication bien dirigée on peut dans un certain nombre de cas triompher du mal ou du moins l'atténuer.

TRAITEMENT. — Contre cette grave maladie plusieurs médicaments seront employés, entre autres les suivants:

Iodium, dans les cas où il y a enrouement et

fourmillement dans le larynx, principalement le matin, avec toux sèche ressemblant à celle de la coqueluche, excitée par un chatouillement dâns la poitrine.

Spongia sera donnée lorsqu'il y aura sensation d'obturation du larynx avec difficulté de la respiration, âpreté et sécheresse dans la gorge; toux creuse, sèche, aboyante, jour et nuit, et augmentant vers le soir.

Causticum, quand on remarque de l'enrouement et raucité de la voix qui est faible et éteinte : toux excitée par la parole ou par le froid, et râlement dans la poitrine en toussant.

Hepar sulfuris, si la toux s'accompagne de crachement de sang ou d'une expectoration abondante de mucosités : ou encore si elle est suffocante et amène quelquefois des vomituritions.

Calcarea est parfaitement indiquée dans les cas d'ulcération du larynx avec enrouement de longue durée : toux avec expectoration de matières purulentes ou de sang, vertiges et marche mal assurée.

Arsenic répond aux symptômes suivants : voix tremblante et inégale ; mucosités tenaces dans le larynx ; toux fatigante et ébranlante, principalement le soir après qu'on est couché, ou après avoir bu ; gêne de la respiration t étouffement. Expectoration rare et écumeuse.

Manganum, lorsqu'il y a toux sèche, avec enrouement pendant le jour : et le matin, expectoration de petits globules de mucosités vert jaunâtre.

Mercurius, en cas de syphilis, si l'on remarque chez le malade de l'enrouement et la perte de la voix ; toux sèche, principalement le soir au lit ou la nuit, provoquant des douleurs à la tête ou dans la poitrine.

Acidum nitri, pareillement dans les cas de syphilis avec enrouement et rhume de cerveau ; toux courte avec lancinations dans les reins, et expectoration de sang coagulé.

A cette nomenclature, il convient d'ajouter quelques recommandations. Le malade devra éviter avec le plus grand soin tout ce qui pourrait occasionner de la fatigue ou de l'irritation à la partie malade. Ainsi, il lui faudra particulièrement s'abstenir de liqueurs fortes, comme le punch et les alcooliques. Les longs discours, et quelquefois même la conversation lui seront interdits. Enfin, il fera en sorte de ne pas s'exposer au froid qui pourrait aggraver les symptômes déjà existants ou provoquer le développement de symptômes nouveaux et plus inquiétants.

V. page 9 pour le mode d'emploi des médicaments.

2.

V. — Laryngite œdémateuse ou œdème de la glotte

L'œdème de la glotte consiste en ce que l'ouverture supérieure du larynx se trouve en partie oblitérée par le gonflement de la membrane muqueuse qui le tapisse. Cet état peut résulter, soit de la formation d'un abcès en cette partie, soit de l'inflammation des bords d'un ulcère y siégeant, ou bien encore d'une hydropisie du tissu qui avoisine la glotte. Il peut donc arriver que l'œdème soit constitué, ou par de la sérosité simple, ou par du pus. Mais les résultats sont toujours les mêmes.

Les symptômes de l'œdème glottique se développent et se succèdent avec une grande rapidité. Ce sont des accès de suffocation qui peuvent devenir promptement mortels. En effet, ces accès se répétant plusieurs fois après un intervalle de plus en plus court, le malade perd graduellement ses forces ; la respiration devient de plus en plus insuffisante ; les symptômes de l'asphyxie lente apparaissent, et le malade succombe dans l'espace de quelques heures.

TRAITEMENT. — Ici, la médecine doit souvent céder le pas à la chirurgie, soit que l'on scarifie ou déchire le bourrelet œdémateux qui met obstacle

à l'introduction de l'air dans les voies respiratoires, soit qu'il faille arriver à pratiquer la trachéotomie. Cependant, on parvient dans quelques
cas à se rendre maître du mal, à l'aide des médicaments suivants :

Apis, qui a pour symptômes : inflammation de
la gorge avec gonflement, rougeur et douleur ;
toux rauque avec respiration pénible et constriction de la gorge.

Lachesis répond à : sensation comme s'il y
avait une tumeur ou un tampon dans la gorge ;
constriction et étranglement du larynx, avec péril de suffocation ; gonflement inflammatoire de
la gorge.

Arsenicum, mercurius et **belladona**
pourront pareillement rendre des services importants dans cette affection redoutable. D'un autre
côté, comme l'œdème de la glotte survient souvent
comme phénomène concomitant dans diverses maladies, notamment dans la laryngite ulcéreuse, dans
l'albuminurie, dans les brûlures du fond de la
gorge, il conviendra de diriger le traitement d'a-
près les indications que comportent ces affections.

V. page 9 pour le mode d'emploi des médicaments.

VI. — Laryngite pseudo-membraneuse
(croup)

Le croup débute à peu près comme les autres angines. Le malade éprouve d'abord, pendant un temps qui varie entre un et six jours, quelques malaises du ôté de la gorge ; en même temps il y a quelques symptômes de rhume. Si l'on explore la partie malade, on découvre sur une des amygdales ou sur un autre endroit de la gorge, un ou plusieurs points blancs qui ne tardent pas à s'étendre. De plus, les glandes du cou s'engorgent assez rapidement. Cependant, le malade est abattu, agité, sans appétit. Soif vive, parfois vomissements ; un peu de fièvre. La voix d'abord voilée prend un ton métallique et sifflant ; l'enrouement devient plus prononcé ; la toux, d'abord rauque (toux croupale), devient graduellement plus sourde et presque insonore. La respiration s'opère avec une certaine difficulté, et bientôt on observe de véritables accès de suffocation. Le malade éprouve une douleur vive au larynx et semble vouloir arracher avec la main l'obstacle qui l'empêche de respirer : il s'élance en sursaut sur sa couche et cherche par tous les moyens possibles à faire entrer l'air dans sa poitrine. L'œil est hagard, le regard anxieux. Parfois, au moment du plus violent paroxysme, le malade expulse quelques débris de fausses membranes reproduisant plus ou moins la forme des canaux d'où elles sont sorties. Après quelques instants de rémission, les symptômes de strangulation apparaissent de nouveau, et avec une violence croissante à chaque reprise ; le bruit de la respiration qui s'entend à distance décroît petit à petit, les forces s'affaissent ; une demi-somnolence, prélude et commencement de l'asphyxie, s'empare du malade, qui succombe quelquefois épuisé sans secousse, mais d'autres fois au contraire dans de violentes convulsions. Quelques heures suffisent dans certains cas pour arriver à cette funeste terminaison. Mais le plus souvent la lutte dure un ou plusieurs jours. Lorsque la terminaison doit être heureuse, l'expulsion des fausses membranes amène une rémission marquée ; et si de nouveaux accès surviennent encore, ils vont en s'éloignant et diminuant d'intensité ; tant qu'enfin, le malade reprenant peu à peu ses forces, la convalescence peut s'établir franchement.

Le croup sévit plus particulièrement chez les enfants. Chez l'adulte, il paraît présenter un peu moins de danger. Cette affection est quelquefois épidémique. On l'a vue aussi succéder à la coqueluche.

TRAITEMENT. — Ici encore la chirurgie est

souvent invoquée, et il faut reconnaître que dans bon nombre de cas la pratique de la trachéotomie a sauvé la vie à des malades qui paraissaient perdus. Cependant les homœopathes ont obtenu des cures sans l'aide de la chirurgie. Hâtons-nous de dire que dans ces cas la maladie avait été prise dès l'origine, et suivie sans discontinuer. Nous allons indiquer les médicaments qu'il convient de donner alors.

Dans la première période, quand la gorge seule est prise, mais pas encore le larynx, on donne *aconit* contre la période inflammatoire. Puis, on peut recourir à *belladona, mercurius, lachesis, bryonia :* nous avons déjà eu l'occasion de citer une partie de ces médicaments.

Dans la seconde période, alors que le croup est confirmé et que le larynx est envahi, il convient de donner : *phosphorus, hepar, iodium, bromum* et *spongia ;* ou bien encore *moschus* et *sambucus.*

Je ne m'appesantirai ici que sur l'un des médicaments que je viens d'indiquer, c'est le *brôme,* auquel mon confrère et ami le docteur Charles Ozanam a dû les plus beaux succès. Le brôme est en effet très-homœopathique au croup, puisque chez un sujet bien portant il est apte à produire une exsudation très-analogue aux fausses membranes qui tapissent les voies respiratoires des malades atteints de cette terrible maladie. Le nombre des guérisons obtenues à l'aide du brôme est aujourd'hui assez considérable pour donner à réfléchir aux esprits sérieux, et faire revenir du préjugé qui consiste à laisser croire que le croup est la plupart du temps incurable. Disons cependant qué dans une maladie aussi grave, il conviendra toujours de recourir aux soins éclairés du médecin et de ne rien laisser à l'arbitraire ou à l'imprévu.

M. le docteur Teste donne concurremment dans le croup *ipeca* et *bryonia*, de la manière suivante : On fait une potion de chacun de ces médicaments, et l'on administre l'une et l'autre alternativement par cuillerées à café, de deux en deux heures pendant la période d'invasion, toutes les dix minutes au moment des accès, et à des intervalles de plus en plus longs lorsque ceux-ci sont passés. Notre honorable confrère recommande cette combinaison, dont il a eu beaucoup à se louer.

Voir page 9 pour le mode d'emploi des médicaments.

APOPLEXIE

On désigne assez généralement sous ce nom toute maladie grave qui frappe soudainement et peut occasionner la mort en très-peu de temps. Mais en réalité l'apoplexie consiste en ce que le sang venant à s'épancher hors des vaisseaux qui doivent le contenir se répand au milieu des tissus qu'il comprime, et par suite détermine des paralysies plus ou moins complètes. L'apoplexie peut donc produire des effets dont la gravité est en rapport avec l'importance des organes dont elle est le siége. Quelquefois cependant, au lieu de sang c'est de la sérosité qui s'épanche; alors l'apoplexie est séreuse. Mais au point de vue des résultats, il n'y a pas de différence bien tranchée. — Nous ne parlerons ici que de l'apoplexie cérébrale et de l'apoplexie pulmonaire.

I. **Apoplexie cérébrale.** — Cette forme est désignée par les médecins par le nom très-approprié d'hémorrhagie cérébrale. — Bien qu'elle puisse s'observer chez tous les sujets et à tous les âges, il n'est pas moins vrai que certains tempéraments y semblent plus prédisposés que d'autres; nous citerons notamment les personnes à constitution sanguine, celles dont l'embonpoint est considérable, dont le cou est court et la face empourprée. Dans certaines familles, il y a une sorte de prédisposition singulièrement accrue par les excès de toute sorte, et notamment par l'abus des liqueurs alcooliques. On a vu aussi des attaques d'apoplexie succéder à une constipation opiniâtre,

à des émotions vives, à des travaux intellectuels
excessifs.

Les symptômes varient suivant la gravité du
mal, depuis l'apoplexie foudroyante qui peut em
porter le malade en quelques instants, jusqu'à la
simple congestion cérébrale ou coup de sang.
Disons ce qui se passe le plus ordinairement. Les
malades perdent subitement connaissance et en
même temps la faculté de mouvoir au moins un
membre, souvent tout un côté du corps. La
langue se paralyse aussi, et c'est à peine si l'on
peut articuler quelques sons confus et indécis.
L'intelligence est abolie, la respiration est pénible
et embarrassée, la face souvent rouge et violacée;
une écume blanchâtre s'écoule entre les lèvres.
Il y a aussi du délire, des vomissements, et fréquemment des évacuations involontaires. Le côté
paralysé est d'ailleurs insensible, et l'on peut im-
punément pincer et piquer ces parties sans que le
malade manifeste la moindre sensation douloureuse. Dans les cas les plus graves, la paralysie
devient complète, la respiration s'embarrasse de
plus en plus, la peau se couvre d'une sueur froide,
les malades tombent dans un état de prostration
complète, et la mort vient bientôt mettre fin à
cette lugubre scène. — Au contraire, lorsqu'il n'y
a qu'un coup de sang, on note à la vérité quelques

symptômes assez importants, des étourdissements, des troubles de la vue, la perte de la connaissance, et même dans certains cas un commencement de paralysie. Mais ces symptômes durent peu et ne ardent pas d'ailleurs à s'amender : en quelques heures tout rentre dans l'ordre. Toutefois, il convient de ne pas se faire illusion et de ne pas oublier que les coups de sang prédisposent à l'apoplexie. Il importe donc beaucoup de surveiller de très - près la santé de ceux chez lesquels on a pu constater des phénomènes de cette nature.

Après cette description, si succincte qu'elle puisse être, à peine devient-il nécessaire d'insister sur la gravité d'une pareille maladie. La question de traitement est donc des plus importantes.

TRAITEMENT. — Les moyens que l'on met ici en usage sont préventifs ou curatifs, suivant que l'on veut empêcher l'invasion du mal ou que l'on se trouve en présence d'une attaque. On aura donc recours aux ressources que présentent la médecine et l'hygiène.

Comme préservatif, ou recommande tout particulièrement une vie régulière et à l'abri de tout excès, principalement des excès de table ; car il est remarquable que c'est souvent à la suite d'un repas trop copieux que les attaques ont lieu. Il est bon aussi de faciliter la digestion par une promenade ou un exercice modéré au grand air après le repas. Il faut éviter les travaux trop assidus et les occupations trop sédentaires. On ne devra pas faire usage de vêtements exigus et serrés, surtout au cou. En conséquence, les cols de chemise et les cravates devront être adaptés de manière à ne gêner en rien les mouvements et la circulation. Enfin, et ceci est une recommandation capitale, il faut avoir le plus grand soin de tenir le ventre libre; et pour cela on mettra en usage les moyens que nous recommandons à l'article *constipation*.

A l'aide de ces moyens bien dirigés, on parviendra dans bon nombre de cas à éviter les attaques d'apoplexie. Mais dans le cas où, malgré toutes ces précautions, l'attaque aurait cependant lieu, on donnerait les médicaments qui suivent:

Arnica. Ce médicament agit surtout en favorisant la résorption du sang épanché. C'est à ce titre d'ailleurs qu'on le prescrit toutes les fois qu'il y a contusion ou blessure. Il est utile dans l'apoplexie, surtout chez les sujets faibles, quand les membres sont dans l'état de résolution, le corps affaissé, et que le malade laisse entendre une respiration avec râles ou ronflements.

Belladona, lorsqu'il y a stupeur et perte de connaissance, avec bouillonnement et congestion de sang à la tête qui est gonflée; faiblesse paralytique

des membres, principalement d'un côté du corps;
pupilles dilatées.

Opium, si l'on remarque des convulsions avec
resserrement des mâchoires : somnolence continue, bourdonnements d'oreilles ; et si, avant l'accès, le malade avait eu des insomnies ou des rêves
anxieux.

Baryta carbonica est utile chez les personnes scrofuleuses, et lorsqu'après l'attaque il est
resté de l'hémiplégie avec paralysie de la langue et
resserrement des mâchoires.

Causticum, plumbum et **zincum** seront
administrés dans des conditions analogues à celles
où l'on donne **baryta**.

Aux conseils déjà donnés plus haut, je joindrai
celui-ci. Les personnes qui ont eu des congestions
ou des apoplexies feront bien de prendre de temps
en temps **aconit**, qui a entre autres propriétés,
celle de régulariser la circulation du sang. Toutefois, il ne faut pas oublier que si l'on doit user
des médicaments, il est toujours mauvais d'en
abuser.

Voir page 9 pour le mode d'emploi des médicaments.

II. **Apoplexie pulmonaire.** — Elle consiste en ce que le tissu du poumon devient le siége
d'un épanchement sanguin considérable, par suite

duquel il s'opère un trouble profond des fonctions respiratoires , quelquefois même leur cessation subite. La violence de l'attaque peut être telle, qu'elle entraîne promptement la mort, comme cela a lieu dans l'apoplexie foudroyante du cerveau. Ces cas sont heureusement les plus rares. — Souvent, l'attaque est précédée d'un sentiment d'oppression et de gêne, accompagnée de crachements de sang. Puis surviennent plus ou moins brusquement des douleurs aiguës dans la poitrine, de la toux avec chatouillement à la gorge. Le pouls est large et fréquent. L'angoisse de la respiration s'accentue de plus en plus, et souvent le malade arrive à expectorer des quantités de sang considérables. — L'inflammation de la plèvre ou du poumon peuvent venir se joindre comme complication aux symptômes que nous venons d'indiquer. Dans d'autres cas, on peut avoir à redouter la gangrène du poumon.

L'apoplexie pulmonaire est souvent la conséquence de maladies organiques pouvant gêner la circulation du sang dans le poumon, comme les affections du cœur, par exemple. Quelquefois aussi c'est une lésion produite par l'asphyxie ou par certains empoisonnements. En tout état de cause, l'apoplexie du poumon présente une grande gravité. Si elle n'occasionne pas toujours immédiatement la mort, elle peut la préparer, en ce sens qu'elle laisse après elle des lésions et des désordres qui altèrent profondément la santé.

TRAITEMENT. — Les principaux médicaments à consulter ici sont :

China, qui répond à la toux avec expectoration striée de sang ; élancements dans la poitrine en toussant ou en respirant ; forte congestion à la poitrine. Ce médicament d'ailleurs convient principalement chez les sujets faibles et épuisés.

Phosphorus est indiqué aussi par la toux avec expectoration sanguine ; oppression, pesanteur et tension dans la poitrine qui est congestionnée, avec sensation de chaleur remontant à la gorge.

Ipeca, aussi lorsque la toux amène le crachement de sang provoqué par le moindre effort ; toux spasmodique avec accès de suffocation ; respiration anxieuse ; oppression de poitrine avec douleur d'excoriation.

Ici, comme dans l'apoplexie cérébrale, **aconit** sera encore indiqué dans quelques cas, principalement chez les individus vigoureux et à tempérament sanguin. Chez ceux qui sont sujets aux dartres et aux éruptions, **sulfur** sera d'une grande utilité. Ces deux derniers médicaments seront administrés à la fin du traitement et de temps en temps.

Voir page 9 pour le mode d'emploi des médicaments.

APHTHES

Les aphthes consistent en une éruption de petites vésicules qui se développent dans la bouche : elles siégent de préférence sur la surface interne des lèvres et des joues, la surface ou les bords de la langue ; elles s'étendent même quelquefois jusque dans l'arrière-gorge ; et même dans certains cas on en a trouvé jusque sur l'intestin. Les vésicules de l'aphthe se rompent vers le second ou troisième jour de leur apparition, laissant écouler un liquide transparent, et à leur place il reste de petites ulcérations qui disparaissent elles-mêmes après un temps plus ou moins long. Mais comme toutes les vésicules ne se sont point développées le même jour, il arrive souvent que, pendant que la cicatrisation s'opère d'un côté de la bouche, une autre partie de cette cavité est encore en pleine éruption. Il est très-rare que les aphthes produisent de la suppuration, mais ils peuvent acquérir une gravité exceptionnelle lorsqu'ils sont confluents, c'est-à-dire lorsque les vésicules sont très-rapprochées et couvrent la presque totalité de la membrane muqueuse qui tapisse la bouche.

Les aphthes, fréquents chez les enfants, sont liés dans certains cas à une inflammation coexistante des voies digestives ; d'autres fois ils apparaissent comme complication de certaines fièvres ou épidémies dans des pays humides. En eux-mêmes, ils n'ont aucune gravité et n'en empruntent qu'exceptionnellement aux complications dont ils dérivent.

TRAITEMENT. — Les médicaments qui réussissent le mieux ici sont :

Borax, qui répond précisément à l'affection que nous étudions. Toutefois, il faudrait bien se garder de le considérer comme un spécifique ; s'il réussit souvent, son action n'est cependant pas infaillible.

Arsenic détermine aussi la formation d'aphthes dans la bouche et pourra, en conséquence, être employé avec succès contre eux. Cependant de nouvelles études sont nécessaires à ce sujet.

On peut encore, suivant le conseil de M. Teste, se servir du topique suivant : on mêle exactement quatre grammes de miel avec quatre gouttes d'acide chlorhydrique ; et à l'aide d'un pinceau de charpie, enduit de ce mélange, on touche plusieurs fois par jour les parties atteintes.

Comme la malpropreté est souvent le point de départ de diverses affections de la bouche, et notamment des aphthes, on fera en sorte de soustraire le sujet, autant que faire se pourra, à la possibilité de contracter la maladie de cette façon.

V. page 9 pour le mode d'emploi des médicaments.

ASTHME

L'asthme résulte d'un état nerveux de l'appareil respiratoire. Il est caractérisé par des attaques de suffocation périodique revenant par accès, que séparent des intervalles plus ou moins longs.

.Cette maladie, souvent héréditaire, est parfois aussi liée à une affection constitutionnelle comme la goutte ou les dartres. Ainsi, il existe des familles dans lesquelles, à un goutteux succède un asthmatique, à celui-ci un autre goutteux, et ainsi de suite pendant plusieurs générations. De même en ce qui concerne la dartre. Dans d'autres cas, le climat exerce une influence incontestable sur la production de l'asthme, avec cette particularité assez remarquable que, tel climat qui convient à certains asthmatiques est tout à fait contraire à d'autres, et réciproquement. La même remarque a été faite à propos des saisons.

Le plus souvent, c'est le soir ou pendant la nuit qu'ont lieu les accès. Le malade, envahi par un

sentiment d'oppression, ne peut rester couché ; il
est obligé de s'asseoir, et fait de grands efforts
pour aspirer l'air. La respiration est précipitée, haletante, entrecoupée, sifflante. Il y a une toux
suffocante. La figure du malade se décompose et
exprime l'anxiété ; les yeux semblent sortir de
leur orbite. Les choses peuvent durer ainsi pendant un temps plus ou moins long, soit qu'il y ait
eu quelques rémissions temporaires bientôt suivies
d'une nouvelle exacerbation, soit que l'accès se
soit toujours maintenu au même paroxysme. Enfin, après une durée de trois à six heures en
moyenne, l'accès d'asthme se termine quelquefois
brusquement, comme il est venu : le malade s'endort, et se réveille guéri, pour cette fois du moins.
Dans d'autres cas, les symptômes ne s'amendent
que graduellement. Mais quelle que soit la manière
dont ait lieu la terminaison de l'attaque, il reste
une grande fatigue, un état de malaise général
qui s'accentue davantage à mesure que les accès
deviennent plus fréquents, car l'intervalle qui les
sépare n'est pas régulier. Éloignés d'abord de plusieurs mois, quelquefois de plusieurs années, ces
accès se rapprochent de plus en plus, en sorte
que l'économie n'a pas toujours le temps de re-
prendre les forces nécessaires pour affronter une
nouvelle épreuve. Il en résulte un affaiblissement

graduel, et par suite une gravité de plus en plus grande des accès d'asthme. A la longue d'ailleurs, il survient des complications dont la poitrine est le siége, notamment la bronchite et le catarrhe pulmonaire. Par suite, la maladie acquiert une gravité plus grande ; et si l'on n'y a d'abord porté remède, les jours du malade finissent par être sérieusement compromis.

L'asthme en effet est une maladie dont on ne doit pas se dissimuler la gravité. Une grande partie des malades qui en sont atteints finissent par y succomber. Il est vrai que cette funeste terminaison ne se produit souvent que dans un âge assez avancé ; et il est même juste de reconnaître que, dans certains cas, il ne paraît pas que l'asthme ait abrégé d'une manière très-notable la durée de l'existence.

TRAITEMENT. — On aura recours aux médicaments suivants :

Arsenic, indiqué pour les cas où il y a gêne de la respiration avec haleine courte, constriction spasmodique de la poitrine avec angoisse et oppression ; impossibilité de parler et accès de défaillance.

Pulsatilla, lorsqu'on remarque de la gêne dans la respiration, accès de suffocation et constriction de la poitrine avec élancements sur les côtés, fréquents et violents battements de cœur par suite de la suffocation.

Belladona, contre l'oppression de poitrine avec râlement et respiration anxieuse.

Nux vomica répond aussi à la constriction asthmatique avec oppression de la poitrine et étouffement, besoin de respirer profondément. Médicament qui réussira principalement chez les personnes d'un tempérament vif, avec constitution bilieuse, sèche et maigre.

Avec les sujets dartreux ou goutteux ou dont les ascendants sont atteints d'une de ces affections il conviendra de recourir aux médicaments usités en pareil cas.

Indépendamment des médicaments indiqués ici, les asthmatiques devront se soumettre aux règles d'une sage hygiène. Ils devront notamment habiter autant que possible un local vaste et largement aéré où le soleil puisse souvent pénétrer ; l'appartement ne sera pas situé à un étage trop élevé, afin que le malade ne soit pas exposé à provoquer, par des montées fréquentes, de nouveaux accès de son mal. Il devra faire tous les jours une promenade au grand air, en ayant soin cependant d'éviter le vent autant que faire se pourra. On aura soin aussi de lui tenir toujours les pieds chauds et secs. Enfin dans la nourriture il ne devra entrer aucune substance excitante ou fortement épicée. Il est à peine nécessaire d'ajouter qu'on devra éviter et redouter les moindres excès, car ils peuvent amener des résultats dont la gravité n'a pas besoin d'être démontrée.

V. page 9 pour le mode d'emploi des médicaments.

BOURDONNEMENTS D'OREILLES ET SURDITÉ

Ces deux phénomènes, souvent corrélatifs, existent ordinairement chez ceux qui ont des écoulements par le conduit auditif, chez les scrofuleux, ou chez les malades primitivement affectés d'une inflammation de l'oreille. Quelquefois aussi, chez des personnes peu soigneuses, le même résultat peut être dû à des accumulations de matière cérumineuse dans le conduit auditif. Dans d'autres cas, la surdité apparaît à la suite d'une fièvre éruptive, comme la rougeole ou la scarlatine, ou d'une maladie de peau brusquement supprimée.

TRAITEMENT. — On comprend que le traitement devra varier suivant les circonstances et les causes qui ont engendré le mal. Aussi devrons-nous nous borner ici aux indications les plus simples.

Aurum et **calcarea** seront donnés chez les malades scrofuleux atteints d'écoulement chronique du conduit auditif. — **Sulfur** sera employé dans les mêmes cas, et de plus lorsque le malade supporte difficilement le bruit.

Nux vomica est utile quand le mal est venu à la suite d'un refroidissement. — **Belladona** quand il résulte d'une inflammation, où s'il succède à la fièvre scarlatine. — On donne **Pulsatilla** quand c'est après la rougeole, et aussi lorsque les symptômes paraissent s'aggraver, surtout le soir.

Arnica convient chez les vieillards, lorsqu'ils sont sujets aux congestions cérébrales, surtout quand une seule oreille paraît affectée.

Il va sans dire que l'on devra toujours maintenir l'organe dans un état de propreté complète et méticuleuse.

V. page 9 pour le mode d'emploi des médicaments.

BRONCHITE OU RHUME

On désigne ainsi l'inflammation de la membrane muqueuse qui revêt l'intérieur de la trachée-artère et le commencement des bronches. C'est ce que l'on appelle un *rhume* en langage ordinaire.

Il convient de distinguer plusieurs formes de la bronchite.

Forme commune. — C'est le rhume ordinaire. Cette indisposition est extrêmement fréquente, surtout chez certains sujets. Elle est souvent l'effet des variations de l'atmosphère. Dans d'autres cas, elle accompagne certaines fièvres, principalement les fièvres éruptives ; mais alors elle acquiert une gravité plus ou moins grande suivant les circonstances.

Quelquefois, mais pas dans tous les cas, le rhume occasionne de la fièvre : ce phénomène se produit plutôt chez les personnes délicates et les enfants. La toux, qui apparaît dès les premiers jours, est d'abord sèche et par quintes ; il y a dans la trachée une sensation plus ou moins accusée de déchirement. Un peu d'oppression se produit quelquefois. Après peu de jours, la toux devient plus grasse, et finit par s'accompagner de crachats d'abord simplement muqueux ; plus tard, ils sont d'un jaune verdâtre. L'expectoration soulage le malade, et la tendance à la guérison s'accentue, l'urine devient plus abondante et chargée ; parfois il y a un peu de diarrhée, et finalement la guérison a lieu dans l'espace de deux ou trois semaines. Dans d'autres cas les choses traînent en longueur, et la maladie passe à l'état chronique.

Forme chronique. — Cet état est désigné aussi sous le nom de *catarrhe pulmonaire, catarrhe pituiteux ou chronique*, etc. Si la bronchite chronique succède souvent à l'état aigu, il arrive aussi qu'elle se produise d'emblée ; ce dernier cas se rencontre principalement chez les personnes délicates et surtout chez les vieillards. Ici, les symptômes généraux sont moins accusés, et il ne reste guère autre chose que la toux et l'expectoration, auxquelles s'ajoute bientôt une tendance à l'essoufflement. De temps en temps, ces symptômes s'exaspèrent pendant une durée plus ou moins longue, surtout aux changements de saison. A la longue, les crachats deviennent plus abondants, muqueux et filants, rarement purulents. On a vu des malades expectorer jusqu'à deux ou trois kilogrammes de crachats, et même davantage, dans une journée. Les quintes de toux, d'abord assez rares, augmentent de fréquence et se produisent surtout le matin et le soir, et après les repas. En même temps, l'oppression est plus forte, et la maladie arrive insensiblement à présenter les caractères de l'asthme, en tout ou en partie. En raison des progrès de l'âge, on voit l'oppression augmenter, en même temps que les forces deviennent insuffisantes pour expulser les mucosités qui sont de plus en plus abondantes. Peu à peu, les tuyaux bronchiques s'engorgent, la respiration s'embarrasse, et le malade succombe à une asphyxie lente. D'autres fois, le catarrhe des bronches persévère indéfiniment à l'état d'accident, pour ainsi dire intermittent, disparaissant presque complétement pendant les saisons chaudes, pour présenter de nouveux paroxysmes lorsque le froid se fait sentir. La santé générale ne paraît pas alors notablement altérée, et dans ce cas c'est le plus souvent à une affection interc urrente que succombent les malades atteints de catarrhe pulmonaire.

Traitement. — Les médicaments auxquels on a recours contre la bronchite aiguë ou chronique sont nombreux. Il importe donc de bien en saisir les indications.

Aconit sera donné quand, avec la toux et l'enrouement, on remarquera chez le malade un mouvement fébrile accentué, de l'agitation et de l'insomnie.

Belladona, dans la forme aiguë ou chronique, lorsqu'il y aura catarrhe avec toux, mucosités tenaces dans la poitrine ; toux avec élancements dans le ventre, renouvelée la nuit, au lit, par le moindre mouvement.

Nux vomica, surtout chez les personnes d'un tempérament sanguin, quand on observera de l'enrouement avec toux sèche, excitée le plus souvent par un sentiment de titillation ou de grattement dans la gorge, et douleur de meurtrissure dans la poitrine.

Bryonia, principalement chez les personnes adultes d'une constitution nerveuse, et lorsqu'il y aura : toux sèche, ou avec expectoration jaunâtre ; douleur et tension dans la poitrine, accès d'étouffement avant la toux.

Pulsatilla, dans le cas de catarrhe avec enrouement ; toux humide avec expectoration de mucosités, ou de matières épaisses et jaunâtres ; douleur d'ulcération dans la poitrine, et sensation brûlante au cœur.

Calcarea, de préférence chez les sujets lymphatiques ou de constitution faible, quand il y aura accumulation abondante de mucosités dans les bronches ; toux avec expectoration de matières jaunâtres ou purulentes ; grande gêne de la respiration et oppression dans la poitrine.

Chamomilla, lorsqu'il y a une toux sèche se produisant principalement le soir et la nuit au lit, continuant même pendant le sommeil, et accompagnée quelquefois d'accès de suffocation.

Mercurius, principalement chez les personnes d'une nutrition maladive, et dans les cas de catarrhe avec frissons fébriles ; enrouement conti-

nuel et perte de la voix, toux convulsive et oppression anxieuse de la poitrine.

Silicea sera utile dans le catarrhe chronique,
lorsque la respiration est facilement haletante ou
essoufflée, avec pression et douleur de brisement
dans la poitrine; en même temps enrouement
avec toux nocturne et suffocante.

Sulfur, dans un grand nombre de cas, chez les
personnes disposées aux dartres, et surtout lorsqu'on remarquera de l'enrouement avec catarrhe
bronchique et écoulement nasal; voix rauque et
sourde; en toussant, douleur d'excoriation dans
la poitrine, qui est oppressée; spasmes périodiques
de la poitrine; douleur en toussant ou en éter-
nuant, comme si la poitrine allait éclater.

V. page 9 pour le mode d'emploi des médicaments.

BRONCHITE CAPILLAIRE OU CATARRHE
SUFFOCANT

Dans cette variété de bronchite, les dernières
ramifications de l'arbre respiratoire sont atteintes,
et l'inflammation s'étend jusqu'aux vésicules pul-
monaires. Il y a fluxion et par conséquent ob-
struction de ces ramifications qui deviennent dès

lors incapables de laisser pénétrer l'air dans le poumon. C'est pourquoi on désigne aussi quelquefois cette affection sous le nom de *Catarrhe suffocant*, dénomination qui n'est que trop justifiée par les symptômes.

La bronchite capillaire succède souvent à la bronchite ordinaire. Dans d'autres cas, elle survient d'emblée. Parfois elle règne épidémiquement. Je l'ai vue apparaître à la période ultime de la phthisie pulmonaire. Elle est d'ailleurs plus fréquente chez l'enfant que chez l'adulte.

Le premier symptôme qui annonce l'invasion, généralement très-brusque, est une oppression qui atteint en fort peu de temps une intensité considérable. Le malade peut à peine faire quelques inspirations courtes et précipitées. La respiration est anxieuse et sifflante. La toux est fréquente, quinteuse, et détermine des douleurs déchirantes. De temps en temps, et à l'aide des plus violents efforts, les malades parviennent à rejeter quelques mucosités, sans que cela amène du soulagement. La parole est brève et saccadée, le pouls précipité ; la physionomie exprime la souffrance et la plus vive anxiété. La lutte continue que soutient le malade pour aspirer un peu d'air finit par épuiser ses forces qui s'affaiblissent graduellement. Le pouls, de plus en plus précipité, devient cependant très-faible ; bientôt les signes de l'asphyxie lente se prononcent et le malade succombe lentement, conservant jusqu'à la fin l'intégrité de ses facultés intellectuelles. — Dans les cas très-rares où la maladie doit avoir une heureuse issue, les symptômes diminuent d'intensité ; le mieux s'accentue même assez rapidement, et le malade entre en convalescence. Toutefois, la guérison n'est pas toujours complète, et la bronchite capillaire, quand elle n'entraîne pas la mort, se termine souvent, soit par un catarrhe chronique, soit par un asthme ; ou du moins on observe encore pendant un temps assez long les symptômes de la bronchite ordinaire. Il faut aussi craindre les récidives, qui sont fréquentes.

La durée de la bronchite capillaire est variable. Néanmoins elle est rarement moindre de cinq jours, et ne dépasse guère dix ou quinze. On vient de voir quelle en est la gravité. C'est assez dire combien il importe de recourir promptement à une médication énergique.

TRAITEMENT. — Voici donc les médicaments auxquels on aura recours :

Aconit, tout à fait au commencement et pendant que la fièvre est très-accusée.

Ipeca vient ensuite ; et même, dans bien des cas, ce médicament devra être donné tout d'abord.

Il répond à l'état de suffocation avec toux spasmodique et convulsive, et difficulté de l'expectoration.

Hepar est recommandé dans les mêmes conditions que le médicament précédent; mais quelquefois il réussit là où le premier a échoué.

Phosphorus est souvent d'un très-grand secours dans les bronchites capillaires, surtout lorsque le moindre effort ou le plus léger mouvement provoque une toux quinteuse avec élancement dans la gorge et menace d'étouffer.

Carbo vegetabilis est indiqué dans la période ultime, alors que le malade suffoque à chaque instant et se sent menacé d'asphyxie.

V. page 9 pour le mode d'emploi des médicaments.

CARREAU

C'est une affection des ganglions du mésentère, dépendance de l'intestin, dans laquelle on observe la tuméfaction et la dureté du ventre, de l'amaigrissement et un trouble général des fonctions nutritives.

Cette maladie, exclusivement propre à l'enfance, est souvent précédée de troubles généraux de la santé et de grandes irrégularités de l'appétit qui est excessif ou nul. Bientôt, le volume du ventre augmente notablement et fait des progrès incessants, pendant que le reste du corps diminue et maigrit d'une manière notable. Souvent on peut sentir à travers les parois abdominales des tumeurs arrondies, dures et bosselées. La maladie faisant des progrès, les ganglions du mésentère sont envahis par des tubercules, et la phthisie se déclare. Le petit malade maigrit de plus en plus, ses déjections sont fétides, ses membres s'infiltrent, sa faiblesse est extrême. La fièvre se développe et ne le quitte plus, il tombe dans la cachexie et finit souvent par succomber à son mal. Le carreau a toujours une longue durée, quelquefois plusieurs années. Si grave que soit cette affection, elle n'est pas toutefois absolument sans remède; et l'on peut arriver à force de soins à arracher à la mort quelques-uns de ceux qui en sont atteints. Mais ces soins doivent être longtemps continués, même après que le petit malade peut être considéré comme guéri.

TRAITEMENT. — Le carreau devant être considéré comme une manifestation scrofuleuse, la plupart des remèdes mis en usage contre la scrofule seront ici très-utiles. Citons principalement :

Calcarea. Répond à la plupart des symptômes

du carreau, principalement à l'engorgement et à l'induration des glandes du mésentère, avec grande faiblesse et amaigrissement considérable.

Sulfur est presque aussi usité que le précédent. Il est indiqué surtout quand, en même temps que les glandes du mésentère, celles de l'aine et de l'aisselle se trouvent engorgées aussi. Utile encore contre la diarrhée qui existe très-souvent dans cette maladie.

Iodium est donné généralement contre l'engorgement des glandes, et trouvé par conséquent ici l'occasion d'exercer son action.

Nux vomica convient lorsque, à un teint jaune se joignent une grande constipation, un goût prononcé pour les aliments qui cependant sont vomis très-fréquemment, et une très-grande irritabilité de caractère.

Belladona, principalement chez les enfants blonds dont le système nerveux est très-surexcité, et qui, avec les autres symptômes du carreau, ont souvent des coliques douloureuses avec évacuations diarrhéiques involontaires.

V. page 9 pour le mode d'emploi des médicaments.

CHLOROSE OU PALES COULEURS

Cette maladie, propre au sexe féminin, est caractérisée par un grand appauvrissement du sang, avec pâleur extrême et teinte jaunâtre ou verdâtre de la peau ; le tout accompagné de troubles variés de diverses fonctions.

La chlorose se montre dans la majorité des cas chez les jeunes filles à l'époque de la puberté. Elle peut être provoquée par une perte excessive de sang, ou résulter de longues privations, d'une nourriture insuffisante et de toutes les causes ordinaires de débilitation. La grossesse la provoque quelquefois ; mais le mal disparaît le plus souvent avec la cause qui l'a produit.

Chez les chlorotiques, non-seulement la figure est très-pâle, mais encore la muqueuse des lèvres et de l'intérieur de la bouche est presque blanche, au lieu de présenter la rougeur vermeille qui est l'indice de la santé. La décoloration envahit souvent la peau de toute la surface du corps. Les tissus acquièrent une certaine bouffissure, plus ap-

---

[1] Pour plus de détails, v. mon *Traité des maladies des femmes et des jeunes filles*, 3e édition, article *chlorose*.

parente encore à la face et surtout aux paupières. En même temps, on constate une grande diminution de l'appétit, ou des appétits contre nature, par exemple le désir impérieux de manger du charbon ou de la terre ; le plus souvent cependant, les femmes ont un goût prononcé pour les aliments sapides, tels que les fruits verts et acides, le vinaigre. Les digestions sont en général difficiles et laborieuses, la constipation presque constante. La respiration est difficile et souvent oppressée. Les chlorotiques sont mal réglées ; leur sang est remarquablement pâle et aqueux, et accompagné de flueurs blanches. Elles vivent dans un état de langueur presque continuel : tout exercice leur est pénible, leurs membres sont engourdis, et leur faiblesse les condamne souvent à un repos forcé. Le système nerveux participe au trouble des organes : ainsi, l'on observe des névralgies plus ou moins intenses, et des insomnies ; et d'autre part la malade est triste, impatiente, irritable.

La chlorose a une marche essentiellement chronique et dont la durée est indéterminée, en ce sens qu'il est assez difficile de dire combien de temps durerait une chlorose abandonnée à elle-même, car le traitement est presque toujours appliqué de façon à mettre assez promptement terme à la maladie.

Traitement. — Plusieurs médicaments sont employés avec succès contre la chlorose. Nous indiquerons les suivants :

Ferrum qui détermine chez les personnes bien portantes des phénomènes analogues à ceux de la chlorose, est par excellence le médicament homœopathique de cette affection. Ici, nous nous trouvons d'accord avec la vieille école qui, dans ce cas, fait de l'homœopathie, peut-être sans le savoir. Toutefois, il ne faut pas abuser de ce médicament ; et il est bon d'en suspendre de temps en temps l'usage, quitte à y revenir ensuite, afin d'éviter des aggravations trop accentuées.

Pulsatilla convient particulièrement lorsque la chlorose s'accompagne de troubles dans la fonction mensuelle, de retard et même de suppression des règles, avec ou sans pertes blanches ; et aussi lorsqu'avec de l'oppression et des battements de cœur, on remarque de fréquents étourdissements, des douleurs dans les membres, des nausées, une grande impressionnabilité morale.

Arsenic, quand il y a un grand affaiblissement, de l'infiltration séreuse, de l'oppression et de fréquentes palpitations.

Ignatia est indiquée comme **pulsatilla** lorsque le système nerveux de la malade est très-surexcité ; mais de plus encore lorsque les règles sont trop abondantes ou trop fréquentes et ont de la tendance à dégénérer en pertes.

Calcarea est utile chez les jeunes filles présentant les apparences du tempérament scrofuleux. — **Lycopodium** dans des circonstances analogues, et quand il y a maux de tête, pertes blanches, manque d'appétit. — **Conium**, lorsque l'on remarque certains appétits dépravés. — **Nux vomica**, dans les mêmes cas.

Voir page 9 pour le mode d'emploi des médicaments.

CHOLÉRA

Maladie pestilentielle, épidémique, mais non contagieuse, originaire de l'Inde. Elle est caractérisée par des vomissements répétés et des selles nombreuses de matière bilieuse. En même temps se manifestent d'autres désordres que nous allons énumérer rapidement.

Disons d'abord que depuis sa première apparition en France en 1832, le choléra n'a jamais complétement abandonné notre pays. Il s'en manifeste chaque année un certain nombre de cas, surtout dans les grands centres et notamment à Paris. C'est à ces cas isolés généralement peu dangereux, que l'on a donné le nom de choléra sporadique. —

Quant au choléra morbus épidémique, il se produit, ainsi que son nom l'indique, sous l'influence d'un état épidémique particulier, apparaissant en Europe à diverses époques indéterminées, parcourant chaque jour des distances à peu près égales, franchissant les obstacles qu'on cherche à opposer à son invasion, et déjouant souvent les prévisions qui paraissent le mieux combinées pour s'opposer à sa marche. On remarque cependant qu'en temps d'épidémie le fléau frappe de préférence les sujets ayant l'habitude de commettre des excès, ceux qui sont usés par la misère, la débauche ou les privations. Mais ce qui, en temps d'épidémie cholérique, constitue l'une des prédispositions les plus fâcheuses, ce sont les émotions morales vives, et par dessus tout l'abattement causé par la peur. Il est très-vrai de dire que la terreur du fléau fait autant de victimes que le fléau lui-même.

Il faut distinguer ici trois périodes: l'invasion, la période d'état, et la réaction.

Invasion. — Elle peut être brusque, même en dehors des cas foudroyants qui emportent les malades en quelques heures. Mais le plus ordinairement il y a d'abord une sorte de malaise général avec coliques sourdes, quelquefois un peu de diarrhée à laquelle on donne alors le nom de cholérine; on note encore des sueurs abondantes

4.

et un affaissement physique et moral assez caractérisé. Cela dure un ou deux jours, plus ou moins.

Période d'état. — Lorsqu'un traitêment bien dirigé n'a pas eu raison de ces premiers symptômes, le choléra est confirmé. On observe alors des vomissements et de nombreuses évacuations, d'abord légèrement bilieuses, et qui arrivent graduellement à ressembler à une décoction de riz un peu claire. Le creux de l'estomac est le siége d'une douleur profonde formant comme une barre transversale de droite à gauche du ventre. Il y a soif vive et hoquet. En même temps le malade est éprouvé par des crampes extrèmement pénibles qui siégent surtout aux mollets. Bientôt le corps se refroidit et se couvre d'une sueur visqueuse, en commençant par les extrémités qui deviennent bleuâtres. L'haleine se refroidit, la respiration est faible et lente ; le corps maigrit en quelques heures avec une rapidité prodigieuse. Les sécrétions s'arrêtent, et en particulier celle de l'urine. Bientôt l'intelligence s'obscurcit, l'œil s'éteint, la respiration s'embarrasse de plus en plus, l'agonie commence, et finalement la mort arrive au milieu d'un calme apparent. Cette période nommée aussi *algide* ou *asphyxique* ne se termine pas toujours d'une manière aussi tragique. Lorsque les malades résistent, il se produit une réaction, caractéristique de la troisième période.

Réaction. — La chaleur revient peu à peu, au point même d'amener un état de fièvre. Le moment est critique, car suivant la voie que suivra la maladie, ce sera la perte ou le salut du malade. L'issue fatale peut résulter ici de deux causes bien différentes ; ou la réaction n'est que temporaire et ne se soutient pas, et alors le sujet présente de nouveau les symptômes de la période algide ; ou au contraire cette réaction est trop forte et peut alors provoquer des congestions promptement mortelles. Au contraire, lorsque la réaction se présente dans de bonnes conditions, on voit d'abord les vomissements diminuer de fréquence, la diarrhée devenir moins accentuée ; les urines sont sécrétées de nouveau. Les phénomènes fâcheux précédemment observés s'amendent graduellement, les fonctions se régularisent et la convalescence commence.

La durée moyenne du choléra est de un à cinq jours ; mais nous avons dit qu'il y avait des cas foudroyants. D'autres fois au contraire, la maladie se prolonge pendant un mois et plus. La convalescence est généralement longue, et l'on doit toujours se tenir en garde contre les rechutes et les récidives.

TRAITEMENT. — Il importe d'abord, en temps d épidémie, d'éviter toutes les causes probables ou possibles, éloignées ou prochaines, du fléau. En conséquence, il faudra se garder des émotions morales vives, et surtout de la peur, dont le moindre inconvénient est de laisser l'organisme sans défense contre l'invasion du mal. La peur provoque d'ailleurs souvent la diarrhée, premier symptôme du choléra, nous venons de le voir. Il faut aussi s'abstenir des excès de toute sorte.

Du reste, quand une épidémie de choléra est imminente, aussi bien que pendant sa durée, les médecins homœopathes conseillent l'emploi de certains moyens prophylactiques, ou médicaments préservatifs, dont les heureux effets ont pour eux et les données de la théorie, et la sanction de l'expérience. Ces médicaments sont :

Cuprum qui correspond à: nausées et vomissements, crampes d'estomac ; douleurs dans le ventre ; coliques et diarrhée violente, quelquefois sanguinolente.

Veratrum répond pareillement à : vomissement continuel avec diarrhée, sensation brûlante dans le creux de l'estomac ; crampes abdominales et coliques ; tranchées violentes ; diarrhée avec sueur froide, anxiété et horripilation.

Pris comme préservatif, ces deux médicaments

sont alternés généralement, un jour l'un, un jour l'autre..

Quand la maladie est déclarée, on a recours aux médicaments suivants :

Acidum phosphori, contre la diarrhée qui se manifeste alors par des selles involontaires muqueuses, séreuses ou même liquides, avec déchirement, cuisson et sentiment de brûlure à l'anus.

Camphora, pendant la période algide, quand la peau est froide et bleuâtre, qu'il y a des crampes musculaires et en même temps suppression plus ou moins complète des urines.

Arsenic dans des cas plus accentués, alors que la peau est froide, bleuâtre et visqueuse, l'haleine froide, et que le malade éprouve dans l'estomac et le ventre un sentiment de brûlure avec soif inextinguible ; la langue est sèche et noirâtre.

Carbo vegetabilis lorsque la maladie est arrivée à une période plus avancée, que le sujet perd graduellement ses forces ; que sa respiration s'embarrasse et qu'il y a commencement d'asphyxie.

On pourra encore ici consulter **cuprum** et **veratrum** dont nous avons parlé plus haut.

L'usage de ces médicaments ne dispense pas de réchauffer le malade par tous les moyens dont on peut disposer, soit que l'on mette en usage les frictions avec l'alcool camphré, soit que l'on en-

toure le patient de linges chauds et même brû-
lants, de briques chauffées entourées de linges,
de sachets de sable brûlant, etc. Boissons chaudes
à ce moment.

Enfin, dans la période de réaction, on met en
usage :

Aconil qui est indiqué toujours lorsque le sang
ne circule pas d'une manière suffisante ou régulière.

Belladona, opium et **pulsatilla** sont
trois médicaments que l'on consultera encore avec
fruit dans cette période.

Le choléra ébranlant profondément l'économie,
on devra pendant la convalescence être très-sévère
sur le régime, afin d'éviter des rechutes nécessairement graves.

V. page 9 pour le mode d'emploi des médicaments.

CHORÉE OU DANSE DE SAINT GUY

Maladie convulsive, consistant en ce que les
membres soumis ordinairement à l'empire de la
volonté sont le siégé d'une agitation désordonnée,
continuelle et irrégulière. Le nom de danse de
saint Guy lui vient d'une chapelle près d'Ulm en
Souabe, dédiée à saint Guy, que les habitants ve-
naient implorer contre cette maladie.

La chorée se remarque surtout dans la première enfance et jusqu'à la puberté. Plus fréquente chez les jeunes filles, elle est souvent liée aux difficultés de l'évolution menstruelle.

L'hérédité y prédispose quelquefois. Elle peut être aussi l'effet d'une commotion cérébrale ou d'une violente émotion. Dans certains cas, elle est symptomatique d'une autre maladie, notamment de certaines affections du cerveau.

Les mouvements des choréiques sont irréguliers. La face est souvent le siége de contorsions diverses ; la parole s'articule avec une certaine difficulté. Les membres sont agités de secousses involontaires, et, de plus, les mouvements volontaires sont contrariés par des contractions saccadées, inégales, irrégulières. Si, par exemple, le malade veut porter à sa bouche un verre rempli de boisson, il n'y arrive qu'après mille détours, et finalement verse le liquide d'un trait dans la bouche. La démarche de ces malades est caractéristique. Ils s'avancent tantôt en glissant, tantôt en sautillant sur le sol ; tantôt la jambe s'enlève comme en une sorte de danse à laquelle succède un temps d'arrêt, pour recommencer bientôt son mouvement convulsif. Jamais les choréiques ne peuvent parvenir à suivre la ligne droite. Chez eux, l'excitation du système nerveux est telle, que le sommeil même ne fait pas toujours cesser les secousses. Il n'est pas rare d'observer des maux de tête et des palpitations de cœur. Quelques-uns sont pris d'une sorte de toux convulsive rau que imitant l'aboiement du chien ou le cri d'autres animaux.

La danse de saint Guy, quand elle se borne aux phénomènes décrits ici, se dissipe lentement e par le retour graduel à l'état régulier, mais après une durée qui est rarement moindre d'un à deux mois. D'autres fois, elle persiste, soit en s'amendant en partie, soit au contraire en s'aggravant. Dans ce dernier cas, les mouvements convulsifs s'accentuent davantage ; les nuits se passent sans repos ni sommeil. Les malades, en proie à une fa tigue excessive, poussent des gémissements et des cris plaintifs. En proie à des mouvements désordonnés et à des grincements de dents, ils sont dans un état de surexcitation auquel succèdent après quelques jours la prostration et l'abattement. Dans cette période de la maladie, quelques contraction peu marquées existent encore dans la face et sur les mains. Bientôt la respiration s'embarrasse, et dans les cas les plus malheureux la mort vient mettre un terme à la maladie.

Toutefois, et bien que pouvant amener la mort, la danse de saint Guy ne doit pas être considérée d'une manière générale comme une affection des plus graves ; soignée à temps, elle peut être modifiée très-heureusement, et souvent guérie radicalement.

TRAITEMENT. — Les principaux médicaments à employer ici sont :

Ignatia, principalement chez les femmes, surtout celles qui sont hystériques, quand les mouvements involontaires des membres se manifestent de préférence après les repas : lorsqu'il y a des vertiges avec pesanteur de tête ; mouvements convulsifs des yeux et des paupières ; tressaillements dans les bras et les jambes.

Stramonium, de préférence lorsque les accès choréïques se manifestent à la suite d'une frayeur, que les yeux sont fixes et étincelants, et que l'on observe des douleurs crampoïdes dans les mains.

Hyociamus exerce dans ce cas son action surtout chez les femmes enceintes ou en couche ; et encore si l'on remarque chez les malades une certaine tendance à la loquacité ou à la lasciveté ; crampes douloureuses dans les cuisses et les mollets.

Causticum chez les personnes d'une grande irascibilité et lorsqu'il y a frémissement des paupières avec obscurcissement de la vue ; raideur douloureuse dans le dos ; raccourcissement et induration des tendons des doigts et du cou-de-pied.

Cocculus chez les personnes d'un tempérament bilieux et colérique, et quand le malade éprouve des crampes et des convulsions des membres et de tout le corps, avec engourdissement tantôt des pieds, tantôt des mains ; tremblement convulsif de la tête ; convulsions et palpitations des muscles des bras ; douleur de meurtrissure des cuisses et craquement des genoux pendant le mouvement.

Conium sera d'un usage très-efficace chez les personnes d'une continence très-grande, ou au contraire chez celles qui ont fait abus de certains plaisirs, ces deux extrêmes amenant des résultats en partie identiques ; et si les mouvements convulsifs siégent principalement dans les parties supérieures du corps.

Tarentula sera indiquée dans la très-grande majorité des cas et a déjà rendu de signalés services contre les affections choréiques. On doit au docteur Charles Ozanam un remarquable travail sur cette substance et son emploi homœopathique.

Voir page 9 pour le mode d'emploi des médicaments.

COLIQUE NÉPHRÉTIQUE

On désigne ainsi des accès de douleurs violentes, souvent intolérables, qui se développent dans le ventre et sont dues le plus souvent à l'irritation produite par la présence de graviers dans les voies urinaires. Toutefois la gravelle n'a pas seule le privilége de produire la colique néphrétique. Celle-ci est encore occasionnée par l'existence dans les voies urinaires d'un corps étranger quelconque, par exemple un caillot de sang suite d'hématurie (pissement de sang), les vers rénaux, etc. Mais il est cependant vrai de dire que les sujets affectés de gravelle, et notamment les goutteux, sont ceux chez lesquels la maladie qui nous occupe est le plus à redouter.

Les malades éprouvent presque toujours brusquement une douleur vive, atroce, siégeant d'abord dans la région des reins, le plus ordinairement d'un seul côté ; le mouvement et la pression l'exaspèrent. Bientôt cette douleur va s'irradiant dans le ventre et descend jusque dans la région de la vessie, mais suivant le même côté du corps ; elle retentit jusque dans l'aîne et la cuisse ; et

chez l'homme le testicule correspondant, endolori,
est rétracté vers le ventre. Ces symptômes s'accompagnent quelquefois de vomissements bilieux;
les malades se roulent par terre dans le paroxysme
de la douleur qui peut arriver jusqu'à provoquer des convulsions et du délire. La sécrétion
de l'urine est suspendue ou diminuée. A ces accidents se joint quelquefois une fièvre intense.

Ces symptômes offrent pendant quelque temps
une marche ascendante et persistent plusieurs
heures, quelquefois même un ou deux jours. Puis
ils diminuent peu à peu d'intensité, et cessent
même parfois tout à coup. Le soulagement est
alors instantané, et dans ce cas il arrive souvent
que les malades rendent au bout de peu de temps
par les urines un ou plusieurs graviers dont la
grosseur est en raison des douleurs qu'ils ont
provoquées.

Dans les cas, heureusement assez rares, où les
symptômes que nous venons de décrire persistent,
il se produit des accidents extrêmement graves.
Le rein s'enflamme, se désorganise plus ou moins
rapidement; il s'y forme des abcès, et par suite
des désordres concomitants, la mort peut arriver
en quelques jours, déterminée par une péritonite
suraiguë qui emporte rapidement le malade; ou
moins rapidement, occasionnée alors par la dé-

composition et l'épuisement qui résultent des se-cousses imprimées à l'organisme.

Mais quand même l'issue d'un premier accès aurait été favorable, le malade doit s'attendre à ressentir une nouvelle atteinte de colique néphré-tique après un temps très-variable d'ailleurs ; car il est des sujets chez lesquels plusieurs années s'écoulent avant une nouvelle apparition du mal. D'autres, après avoir longtemps souffert des reins, se rétablissent assez bien ; mais il arrive souvent qu'ils finissent par avoir la pierre dans la vessie. Disons cependant que chez bien des malades la gravelle peut exister sans jamais produire aucun accès de colique néphrétique ni aucun désordre grave.

TRAITEMENT. — La première chose à faire, pour un malade atteint de colique néphrétique, est de le plonger dans un bain et de l'y laisser séjourner au moins une demi-heure. Après quoi, ou même concurremment, on pourra administrer les médi-caments suivants :

Belladona, qui correspond à : douleur violente dans le ventre, ne laissan reposer nulle part et forçant à se plier ; tranchées et élancements comme par des couteaux ; endolorissement de tout le ventre, comme si tout y était excorié et au vif ; envie fréquente d'uriner avec sueurs abondantes ;

urines troubles avec dépôt rouge ou blanchâtre.

Hepar sulfuris répond aux symptômes suivants : crampes et douleurs contractives dans le ventre ; sensation de griffement dans la région ombilicale, avec nausées et anxiété ; urines troubles, pissement de sang après avoir uriné.

Cannabis est indiqué par : douleur de meurtrissure dans les intestins, qui paraissent ébranlés comme s'ils étaient détachés ; envie pressante d'uriner ; douleur brûlante dans l'urèthre ou la vessie, avant et pendant l'émission des urines ; sortie d'une pierre en urinant.

Nux vomica pareillement contre: coliques avec douleurs contractives ou crampoïdes, ou tranchées et élancements dans le ventre ; envie d'uriner, avec douleurs au col de la vessie et émission pénible des urines goutte à goutte ; les urines laissent un dépôt ; douleur dans la région des reins, comme s'il y avait un corps étranger ; colique néphrétique avec vomissement violent.

Pulsatilla combattra de même : coliques accompagnées de vomissement, frissons, horripilations, anxiété ; envies fréquentes d'uriner sans pouvoir y parvenir, avec pression douloureuse à la vessie ; urines sanguinolentes, avec douleurs dans les reins.

Uvaursi est donnée par quelques médecins,

qui l'emploient en teinture-mère contre les accidents de la colique néphrétique. Ce médicament étant un diurétique puissant, provoque l'émission des urines et par conséquent la sortie des graviers, causes de tout le mal. On administre dix gouttes de teinture dans 100 grammes d'eau ; une cuillerée tous les quarts d'heure.

V. page 9 pour le mode d'emploi des médicaments.

COLIQUE DE PLOMB

La colique de plomb est une des manifestations de l'empoisonnement par le plomb. On sait en effet que les préparations de plomb dont l'usage est très-répandu dans les arts et l'industrie déterminent chez ceux qui les manient fréquemment des accidents d'une incontestable gravité. C'est ce que l'on observe notamment chez les ouvriers qui broient les couleurs, les peintres, les fabricants de vernis, les fondeurs en caractères et les imprimeurs, les ferblantiers, les coloristes, les fabricants de cartes, les porcelainiers, etc.

Certains sujets sont plus promptement impressionnables que d'autres à l'usage des préparations saturnines. Les uns en effet commencent à éprouver les premiers accidents après quelques jours seulement, tandis que d'autres ne ressentent de mal qu'après plusieurs mois. Ordinairement, la colique de plomb est le premier symptôme observé. D'autres fois, il y a d'abord des douleurs névralgiques ou des accidents du côté du cerveau.

Quoi qu'il en soit, la colique de plomb (colique saturnine, colique des peintres), se manifeste d'abord par une douleur qui, du nombril, s'étend vers les reins et les parties génitales. Cette douleur est continue, mais sujette à des exacerbations aiguës. Le visage est grippé, les yeux caves. Il y a une constipation opiniâtre, des nausées et souvent des vomissements. Les urines sont rares et rendues difficilement. En même temps, les membres sont le siége de douleurs plus ou moins vives, et l'on observe la paralysie de certains muscles. Les premières fois que le malade est ainsi attaqué, les accidents cèdent assez facilement après une semaine ou deux. Mais, s'il continue de s'exposer aux émanations saturnines, d'autres attaques succèdent à la première et affectent une gravité plus grande. Diverses complications peuvent alors survenir, et les plus redoutables sont celles qui déterminent des accidents nerveux, et si le malade arrive à tomber dans la cachexie saturnine, la guérison devient bien plus difficile à obtenir.

TRAITEMENT. — Il est bon de chercher à neutraliser chimiquement le plomb introduit dans l'économie. On doit agir généralement ainsi dans toutes les intoxications. Mais ici cela est moins nécessaire peut-être, parce que nous pouvons appliquer avec fruit nos médicaments.

Sulfur donné à dose homœopathique, et ne pouvant avoir par conséquent une action chimique proprement dite, réussit néanmoins à neutraliser les effets du plomb de telle façon, qu'il ne puisse avoir une action mauvaise sur l'organisme. J'ai obtenu avec ce médicament les effets les plus remarquables, non pas seulement avec la première atténuation, mais encore avec des dilutions élevées.

Opium sera administré principalement lorsque la colique de plomb provoquera des accidents du côté du cerveau.

Belladona convient quand il y a des phénomènes nerveux.

Nux vomica dans la paralysie qui complique quelquefois l'intoxication par le plomb.

Il est à peine nécessaire d'ajouter que les malades devront suivre les lois de la plus rigoureuse hygiène ; surtout ils devront s'abstenir pendant longtemps de faire des travaux ou d'habiter des appartements les exposant aux émanations satur-

nines, sous peine de s'exposer à des rechutes
graves.

V. page 9 pour le mode d'emploi des médicaments.

CONSTIPATION

La constipation est une difficulté très-grande
qu'éprouvent certaines personnes pour aller à la
garde-robe. Par suite, les matières fécales se
trouvent retenues et souvent desséchées dans la
dernière partie de l'intestin.

Indépendamment de certaines affections où elle
se montre comme symptôme, la constipation est
fréquemment observée chez les personnes qui
mènent une vie sédentaire et qui prennent peu
d'exercice, comme sont par exemple les employés
de bureau. Le séjour prolongé au lit l'occasionne
souvent. Elle est plus fréquente chez la femme
que chez l'homme. Diverses causes peuvent encore
la provoquer. Ainsi elle est due quelquefois à
l'inertie de l'intestin ; dans d'autres cas, l'expulsion des matières ne peut avoir lieu qu'au prix de
très-grandes douleurs, parce qu'il existe une fis-
sure à l'anus. La constipation résulte aussi chez
certains sujets de l'irritation du tube digestif à la
suite des maladies inflammatoires des intestins ou

de l'estomac. Chez les hémorrhoïdaires, il y a souvent de la constipation qui alterne fréquemment avec la diarrhée.

Il est à peine nécessaire d'insister sur les désordres qu'amène ou provoque la constipation. Disons seulement qu'elle est une des causes les plus généralement reconnues des congestions au cerveau et des apoplexies. D'autre part, il est impossible que la digestion se fasse convenablement, tant que la circulation du bol alimentaire ne s'accomplit pas librement dans l'intestin. Il importe donc de remédier autant que possible à un état si préjudiciable à la santé générale.

TRAITEMENT. — La constipation existant à l'état de symptôme dans diverses maladies disparaît souvent en même temps que l'affection principale, et doit en tout cas être combattue alors par les moyens dirigés contre cette affection ; mais dans les circonstances ordinaires, on usera des médicaments suivants :

Nux vomica, principalement chez les personnes menant une vie sédentaire ou qui ont des hémorrhoïdes, surtout si elles ont souvent fait abus des spiritueux, et lorsque le malade éprouve fréquemment de fausses envies d'aller à la garde-robe.

Bryonia devra être souvent alternée avec le

précédent. Dans tous les cas, ce médicament sera indiqué surtout pendant les chaleurs, chez les personnes d'un caractère irascible et quand la constipation provoquera de la congestion du côté de la tête.

Pulsatilla, chez les femmes dont les fonctions mensuelles deviendront irrégulières par suite de la constipation. — **Sepia** dans des circonstances analogues.

Sulfur et **Lycopodium** dans la plupart des cas, mais surtout quand la constipation est habituelle et chronique, s'accompagnant de flatuosités avec ballonnement du ventre ; ou si, par suite, les urines sont rendues difficilement.

V. page 9 pour le mode d'emploi des médicaments.

CONTUSIONS, COUPS

Lorsqu'une partie du corps se trouve en contact violent avec un objet extérieur, on reçoit un *coup*. Ce coup peut déterminer des effets différents, suivant l'agent qui l'a produit. Si c'est un corps aigu, il y aura effusion de sang, blessure, coupure. Si c'est un objet plan ou arrondi, il y aura simple contusion, sans solution de continuité à la peau. Les fibres des tissus sont alors froissées et rompues, èt cela à une profondeur plus ou moins grande, suivant la force ou la violence de l'agent contondant. De là, une infiltration ou épanchement de sang dans ces tissus ; de là, après quelques heures, un gonflement souvent assez considérable, et qu'accompagne ou suit cette tache livide, noirâtre ou jaunâtre, désignée par le nom d'ecchymose. D'autres désordres peuvent être la conséquence d'une contusion, en raison de la violence plus ou moins grande qui a été développée, et aussi de la partie du corps qui a été atteinte. Mais cela rentre trop dans le domaine de la chirurgie pour que nous nous en occupions ici.

TRAITEMENT. — **Arnica** est le remède souverain des contusions et des plaies. Il convient de le donner ici en teinture-mère, de la manière suivante : à l'intérieur, cinq gouttes pour un verre d'eau sucrée dont on prendra une cuillerée toutes les deux heures. De plus, on appliquera sur la partie malade des compresses imbibées du mélange suivant : dix à vingt gouttes d'arnica pour un verre d'eau. Il vaut mieux ne point dépasser ces proportions.

Toutefois, d'autres médicaments sont encore indiqués pour certaines contusions, notamment dans les cas suivants :

Rhus conviendra lorsque, par suite de violences extérieures, il se sera produit de la tension ou même des déchirements dans les membres, particulièrement dans les grandes articulations.

Conium sera employé principalement lorsque les glandes seront intéressées plus ou moins directement, et qu'elles auront subi une compres_sion.

Symphitum officinale est indiqué plus spécialement contre les contusions qui ont pu léser le système osseux.

V. page 9 pour le mode d'emploi des médicaments.

CONVULSIONS OU ÉCLAMPSIE DES ENFANTS

On donne le nom de convulsions aux mouvements et contractions involontaires et instantanés du corps ou de quelques organes.

C'est un accident assez fréquent chez les enfants. Mais il faut distinguer les conditions dans lesquelles il se présente. Souvent en effet il apparaît comme symptôme d'une autre maladie, notamment d'une affection du cerveau ou du système nerveux; nous en avons un exemple dans la méningite ou fièvre cérébrale. Ou bien encore les convulsions s'observent dans les fièvres éruptives, au moment de la dentition, ou encore lorsqu'il y a des vers dans l'intestin, etc. Dans d'autres cas, les convulsions sont, comme on dit en médecine, idiopathiques ou essentielles, c'est-à-dire qu'elles ne se rattachent à aucune autre affection connue. Nous allons parler ici des convulsions essentielles qui ont reçu aussi le nom d'éclampsie des enfants. Nous aurons occasion de parler des autres en traitant des maladies qui les déterminent.

Il y a des enfants dont l'organisme est d'une irritabilité telle, que chez eux la cause la plus insignifiante peut provoquer des convulsions. Il faut reconnaître que cette prédisposition fâcheuse est souvent héréditaire et se constate fréquemment chez tous les membres d'une même famille. — En dehors de cette prédisposition, diverses causes peuvent encore provoquer chez les enfants les attaques d'éclampsie. Citons en particulier : une impression de terreur ou de colère, une douleur vive, la vue de personnes en proie elles-mêmes à des convulsions. Le lait de certaines nourrices occasionne quelquefois aussi cet accident, et dans bien des cas sans que rien puisse indiquer d'abord cette fâcheuse tendance : nouvelle preuve du soin et de la surveillance incessante que réclament constamment les enfants. L'éclampsie peut encore résulter de ce que l'on a fait prendre à l'enfant des aliments trop lourds ou en trop grande quantité, habitude épouvantablement enracinée chez bien des gens et qui cause plus de ravages qu'on ne saurait dire.

Le début est ordinairement brusque. Après un moment de tension générale pendant lequel il semble qu'il rassemble ses forces, l'enfant commence à s'agiter. Les yeux se renversent ou se meuvent en différents sens et se cachent sous la paupière supérieure, en sorte que l'on ne voit que le blanc. Il y a souvent du strabisme. Le visage, congestionné et convulsé, est effrayant à voir, les membres ont des mouvements brusques et saccadés ; la respiration est irrégulière et entrecoupée. Les matières fécales et les urines sont rendues involontairement ; le pouls est accéléré. Puis, après un paroxysme plus fort, l'on voit tout à coup ces symptômes s'amender et l'enfant tomber dans un état de prostration souvent suivie d'un sommeil profond qui met fin à la crise.

Dans d'autres cas, il n'y a pas, à proprement parler, contraction rigide des membres ; les yeux, au lieu de divaguer de part et d'autre, présentent une fixité effrayante ; la face est pâle, les lèvres violettes ; les mâchoires sont serrées, mais on peut les ouvrir facilement ; l'intelligence paraît abolie.

Cet ensemble de symptômes constitue ce qu'on entend généralement par convulsions internes. L'accès peut durer de quelques minutes à plusieurs heures.

Si les convulsions constituent l'une des affections les plus fréquentes de l'enfance, elles offrent aussi une gravité qu'il ne faut pas dissimuler, mais que l'on ne doit pas non plus exagérer. Cette gravité est d'ailleurs en raison de la cause qui a déterminé la crise. D'autre part, il faut savoir qu'un premier accès prédispose à un second et celui-ci à un troisième. On doit donc veiller autant que possible, afin d'éviter les chances de récidives.

TRAITEMENT. — Le traitement des convulsions de l'enfance a souvent été pour l'homœopathie l'occasion de bien beaux succès. Les principaux médicaments mis alors en usage sont :

Belladona qui correspond aux symptômes suivants : spasmes, mouvements convulsifs et contorsion violente des membres ; accès d'immobilité et raideur spasmodique du corps et de quelques membres ; tremblement des membres.

Opium, principalement lorsque les convulsions ont lieu la nuit ou le matin, avec accès de suffocation et cris, et tendance au sommeil après chaque accès, et lorsque l'accès paraît être la suite d'une peur.

Conium maculatum, de préférence chez les sujets scrofuleux à glandes engorgées, et quand il y a faiblesse nerveuse et abattement général.

Chamomilla, lorsqu'il y a tressaillements convulsifs des bras et des jambes, avec mouvements involontaires de la tête, et que l'enfant, très-altéré, a de fréquentes envies de boire.

Ignatia dans un grand nombre de cas, mais surtout si les spasmes apparaissent tous les jours à la même heure, avec chaleur ou sueur abondante pendant ou après les accès.

Causticum quelquefois, lorsque les médicaments précédents n'ont pas réussi, ce qui est extrêmement rare.

V. page 9 pour le mode d'emploi des médicaments.

COQUELUCHE

La coqueluche est une affection catarrhale et convulsive du système respiratoire, caractérisée par une toux spasmodique revenant par accès à des intervalles indéterminés, et consistant en plusieurs expirations successives, suivies d'une inspiration lente, pénible et sifflante. Très-fréquemment les quintes, surtout après les repas, s'accompagnent d'une expectoration abondante et de vomissements.

Affection particulière à l'enfance, la coqueluche attaque de préférence les jeunes sujets de la seconde à la sixième année. Bien qu'elle sévisse à toutes les époques, elle se montre cependant plus fréquemment au printemps et à l'automne. Elle est certainement contagieuse, et souvent elle a régné épidémiquement. Peu dangereuse en soi, la coqueluche présente cependant une certaine gravité relative, eu égard à sa longue durée qui est généralement de trois à quatre mois, souvent même davantage, quand la maladie est abandonnée à elle-même.

La coqueluche tantôt commence par un état catarrhal des voies respiratoires, tantôt débute d'emblée par les quintes spasmodiques. Celles-ci sont plus fréquentes la nuit, le matin et le soir, que dans le jour. La toux est brusque et saccadée ; les mouvements d'expiration rapides, multipliés, convulsifs, sont interrompus par une inspiration lente et pénible, qui s'accompagne d'un sifflement caractéristique. Les pauvres enfants sont dans un état d'anxiété et de terreur ; une sueur abondante couvre leur corps, et, à mesure que la quinte dure plus longtemps, leur visage devient rouge d'abord, et passe ensuite aux teintes violettes de l'asphyxie. L'accès se termine par l'émission de mucosités filantes, ou par un vomissement plus ou moins abondant, après un temps qui varie depuis quelques minutes jusqu'à un quart d'heure, et l'enfant se livre au repos ou retourne à ses jeux. Mais la moindre secousse, la plus légère émotion, les actions même les plus simples en apparence, comme le rire, le boire ou le manger, c'en est assez pour provoquer une nouvelle crise.

Plusieurs complications peuvent surgir. Ainsi, chez les très-jeunes sujets surtout, les quintes provoquent assez souvent des accès de convulsions. Dans d'autres cas, la coqueluche a déterminé des fluxions de poitrine ou même la phthisie pulmonaire. Ces cas, heureusement assez rares, ne se présentent guère que quand la coqueluche a présenté une intensité exceptionnelle, et que sa durée a été considérable.

TRAITEMENT. — Le docteur Teste recommande dans la coqueluche trois médicaments principaux. Ce sont :

Corallium rubrum, chelidonium majus et pulsatilla. Le premier de ces médicaments est indiqué dès l'instant où les quintes ont revêtu la forme convulsive, et même pendant la période qui précède. Quand l'amélioration n'est plus accentuée par ce médicament, on donne **chelidonium** que l'on continue jusqu'au moment où les accidents de toux spasmodique ont disparu. Alors, on a recours à **pulsatilla**. Mais M. Teste ne donne pas ce traitement exclusivement à tout autre, c'est pourquoi on pourra encore consulter avec fruit :

Carbo vegetabilis dans la première période si, en même temps que la toux, on constate de la rougeur dans l'arrière-gorge, les yeux larmoyants; ou bien s'il y a des éruptions à la tête ou au corps.

Ipeca lorsque, dès l'invasion, la toux est accom_pagnée d'angoisse avec péril de suffocation, face bleuâtre et congestionnée et menace d'asphyxie dans les quintes.

Cina, dans la seconde période, lorsque les enfants deviennent tout à fait raides pendant les quintes; et lorsqu'on a remarqué chez les petits malades des symptômes qui indiqueraient la présence de vers intestinaux.

Drosera a été donnée comme le spécifique de la coqueluche. Bien qu'on ait beaucoup exagéré la vertu de ce médicament, il est certain qu'il peut rendre de grands services contre l'affection qui nous occupe; et principalement si les quintes sont extrêmement violentes et provoquent le vomissement des aliments et saignement par le nez et la bouche.

Bryonia, lorsque les quintes de toux suffocante ont lieu surtout le soir ou la nuit, ou presque toujours après les repas.

Iodium, quand le malade éprouve dans les bronches et la gorge un chatouillement insupportable qui provoque la toux avec grande angoisse avant les accès, grande fatigue ensuite, et amaigrissement.

Tartarus, quand avec les quintes de toux et les vomissements, il y a de la diarrhée provoquant la perte des forces.

Pour mon compte, j'ai l'habitude, dès le commencement de la coqueluche, de donner **bella-dona** à trois dilutions différentes, la 6e, la 12e et la 18e, tous les deux jours ; et pendant les jours intérimaires on donne du café à l'eau, trois petites cuillerées. J'ai été quelquefois assez heureux pour juguler ainsi une coqueluche commençante. Mais il s'en faut de beaucoup que ce traitement réussisse dans tous les cas. Souvent, le changement d'air opère plus efficacement que tout le reste, surtout quand la maladie s'est entièrement développée. Il est cependant toujours vrai de dire que, traitée homœopathiquement, la coqueluche a toujours une durée beaucoup moindre.

V. page 9 pour le mode d'emploi des médicaments.

CORYZA OU RHUME DE CERVEAU

C'est l'inflammation catarrhale de la membrane muqueuse qui revêt l'intérieur du nez. On voit d'après cette définition combien peu l'appellation de *rhume de cerveau* convient à cet état. Mais ici, comme en bien d'autres choses, la routine a prévalu.

Occasionné quelquefois par le contact de corps irritants sur la muqueuse nasale, le coryza résulte le plus ordinairement de l'impression du froid sur une partie du corps plus ou moins éloignée, et surtout du refroidissement partiel de la tête ou des pieds.

Le coryza débute en général rapidement. L'intérieur du nez devient d'abord le siége d'un enchifrénement et d'une démangeaison incommodes bientôt suivis d'un écoulement assez abondant qui provoque de fréquents éternuments. La respiration est un peu difficile; l'odorat et le goût sont émoussés, la voix est nasonnée. Pour peu que ces symptômes se prolongent, le sujet est en proie à un état de courbature et malaise général; il y a de la fièvre et du frisson, et ces phénomènes très-accentués sont en disproportion avec le peu de gravité de l'affection. Généralement la durée ne dépasse guère cinq à six jours, à moins qu'on ne s'expose de nouveau au froid, et que par suite de diverses rechutes ainsi provoquées, le coryza ne passe à l'état chronique.

Il est à peine nécessaire de faire remarquer le peu de gravité de cette affection. Il faut cependant faire une exception en ce qui concerne les enfants à la mamelle. Ceux-ci en effet ne peuvent téter sans être menacés de suffocation; et pour peu que cet état se prolonge, ces petits êtres sont exposés à périr d'inanition. D'autre part, lorsque le coryza est devenu chronique, il constitue chez les sujets qui en sont atteints une infirmité extrêmement désagréable.

TRAITEMENT. — Un des meilleurs moyens à employer contre le rhume de cerveau consiste à enduire le nez d'un corps gras qui mette obstacle au contact de l'air et puisse ainsi soustraire cet organe à la cause qui provoque et entretient l'inflammation. En même temps, et pour hâter la guérison d'un état qui, sans présenter le moindre danger, est cependant des plus incommodes, on aura recours aux médicaments suivants :

Arsenic, lorsque l'écoulement est assez considérable pour que le nez soit obturé, et que l'on éprouve aux narines une sensation de brûlement produite le plus souvent par le passage de mucosités corrosives.

Teucrium sera indiqué dans les cas où l'on remarque seulement un peu d'enchifrénement et de fourmillement avec obturation du nez.

Silicea sera recommandé lorsqu'il y aura inflammation des narines, avec éternuments fréquents et immodérés ; douleurs rongeantes dans le haut du nez ; et, surtout chez les enfants, quand on observera des éruptions à la tête ou aux oreilles, avec engorgement des glandes du cou.

Dulcamara, quand la voix sera rauque et enrouée, et quand l'écoulement nasal sera arrêté par le moindre froid, si enfin il y a saignement de nez pendant la durée du coryza.

Nux vomica sera utile dans les cas où il y aura mal de tête avec pesanteur au front ; face chaude, surtout le soir, avec chaleur brûlante des joues et courbature de tout le corps.

V. page 9 pour le mode d'emploi des médicaments.

CROUTES DE LAIT

C'est une éruption exanthématique qui occupe principalement le cuir chevelu et la face chez les enfants à la mamelle. Dans les traités de médecine on désigne cette éruption sous les noms de *porrigo, achores, teigne faveuse.*

Très-fréquente chez les tout jeunes enfants, la teigne faveuse ne présente aucun danger et n'est pas contagieuse. Elle est caractérisée par de petites pustules disposées en groupes irréguliers et qui secrètent un pus visqueux. D'abord blanches et peu saillantes, elles sont entourées d'une sorte d'aréole rouge inflammatoire. Le liquide purulent qui suinte de ces pustules venant à s'accumuler et à se réunir avec celui des pustules voisines, forme à la longue une croûte plus ou moins épaisse, une sorte de masque qui recouvre la région, en sorte que l'enfant ainsi atteint est souvent hideux à voir.

Doit-on considérer cette affection comme une dépuration salutaire aux enfants? Je serais tenté de l'admettre. En tout cas, la présence des croûtes de lait ne paraît nullement influer sur la santé générale des enfants qui n'en perdent ni le sommeil, ni l'appétit, ni la gaieté.

Traitement. — Deux médicaments sont ici recommandés et jouissent d'une grande efficacité. Ce sont :

Dulcamara qui correspond à : dartres humides, croûteuses et suintantes, éruptions dartreuses avec gonflement des glandes. D'où cette autre indication que *dulcamara* convient principalement chez les enfants lymphatiques ou présentant les apparences de la scrofule. L'action de ce médicament se fait sentir dès le troisième ou quatrième jour.

Viola tricolor a au contraire une durée d'action beaucoup plus considérable ; et même il arrive souvent que cette action ne se fait sentir qu'au bout d'un temps assez long. C'est pourquoi il ne faudra pas l'administrer pendant plus d'une semaine, quitte à attendre ensuite.

Lorsqu'aucun de ces médicaments n'a produit de résultat, ce qui est bien rare, on pourra recourir à **rhus** et à **sulfur**, ou encore employer **calcarea, graphites, lycopodium.**

Du reste, il faut toujours avoir l'œil à ce que les enfants soient tenus très-proprement. On aura soin de leur faire prendre des bains le plus souvent possible. On évitera ainsi bon nombre d'éruptions et bien des affections de la peau.

V. page 9 pour le mode d'emploi des médicaments.

CYSTITE OU INFLAMMATION DE LA VESSIE

Cette affection peut être aiguë ou chronique. Dans ce dernier cas, la maladie prend le nom de catarrhe de vessie.

L'inflammation de vessie peut être le résultat de violences extérieures ou de manœuvres chirurgicales. D'autres fois, elle n'est que le symptôme d'une autre maladie, telle que la goutte ou le rhumatisme ; ou bien elle est occasionnée par l'inflammation d'un organe voisin. Souvent aussi elle est consécutive à la présence de la gravelle ou de la pierre dans le réservoir de l'urine. Dans quelques cas, la cystite est occasionnée par l'application d'un vésicatoire sur quelque partie du corps, ou par l'ingestion dans l'estomac d'une préparation de cantharides.

Les malades éprouvent dans la région vésicale une douleur intense, et ils ont de fréquents besoins d'uriner. Cependant l'urine est rendue difficilement, et le peu qui est excrété présente un aspect rougeâtre, trouble et semi-purulent. Quelquefois même, on constate la rétention complète de l'urine. Il y a de la fièvre, de l'agitation et une soif vive. Si ces symptômes s'accentuent davantage, on peut redouter la suppuration, l'ulcération ou la gangrène de la vessie, et même la rupture de cet organe, signes avant-coureurs d'une terminaison fatale. D'autres fois, surtout si le traitement est bien dirigé, la fièvre diminue, le cours des urines se rétablit, et la maladie se termine par le retour à la santé, ou par le passage à l'état chronique.

L'inflammation est quelquefois bornée au col de la vessie. Dans ce cas, la rétention d'urine est plus opiniâtre, et les symptômes sont ordinairement plus aigus. La cystite du col est fréquemment occasionnée par les accidents inflammatoires de la gonorrhée.

L'inflammation chronique ou catarrhe de vessie ne succède pas toujours à l'état aigu. On l'observe quelquefois d'emblée, principalement chez les vieillards ou chez les personnes qui mènent une vie sédentaire. Dans d'autres cas, cette affection survient pendant la convalescence de l'inflammation d'une autre membrane muqueuse, par exemple à la suite d'une bronchite, d'un rhume de cerveau, d'une angine, etc.

Les symptômes sont à peu près les mêmes que ceux déjà décrits, mais moins accusés. De plus, l'urine a souvent une odeur fétide, et se trouve fréquemment chargée de dépôts muqueux ou puriformes. La maladie peut durer ainsi pendant des mois et des années, ébranlant la santé, mais sans cependant l'altérer nécessairement d'une manière profonde. La guérison, quoique difficile, peut être cependant obtenue. Mais les récidives sont fréquentes, surtout si le malade se départit des précautions qui lui sont imposées par son état de santé.

6.

Traitement. — Parmi les médicaments les plus usités contre la cystite, nous citerons :

Cantharis. A ce médicament se rapportent en effet la plupart des symptômes que l'on constate dans la cystite,' particulièrement les envies fréquentes d'uriner impossibles ou difficiles à satisfaire, l'émission pénible de quelques gouttes d'urine, accompagnée de douleurs brûlantes ou semblables à des coups de lancette, se propageant jusque dans les reins ; pissement de sang.

Nux vomica répond à peu près aux mêmes indications, mais surtout quand l'émission pénible et douloureuse des urines s'accompagne de mucosités épaisses ou de matières purulentes. Ce médicament sera consulté aussi de préférence chez les personnes adonnées aux abus alcooliques.

Asparagus est utile chez ceux dont les urines exhalent une odeur fétide, renferment des dépôts floconneux ou du sable, ou sont mélangées de sang.

Cannabis indica convient surtout dans la rétention d'urine, ou lorsque l'émission douloureuse et difficile de quelques góuttes s'accomplit plus facilement la nuit que le jour.

Camphora sera donné toutes les fois que la maladie résultera de l'action des cantharides sur la vessie, soit par suite de l'apposition d'un vésicatoire, soit par tout autre moyen.

Digitalis répond plus spécialement à la cystite du col compliquée de rétention d'urine et douleur dans le bas-ventre, ou se manifestant par un état spasmodique de cet organe. — **Pulsatilla** est indiquée dans des circonstances analogues.

Sepia convient surtout dans l'inflammation chronique ou catarrhe de vessie, et lorsque les urines laissent déposer du sang ou du pus.—**Dulcamara** pourra être donnée d'après ces mêmes indications.—**Kreosotum** est un troisième médicament pareillement fort utile, dans des cas analogues.—**Sulfur** sera donné quelquefois intercurremment lorsque quelques-uns des médicaments précédents ne donnent pas tout ce qu'on en espère, ou si l'on craint le passage à l'état chronique.

Voir page 9 pour le mode d'emploi des médicaments.

DARTRE

Le mot *Dartre* est un terme générique dont on se sert pour désigner les diverses maladies qui siégent ordinairement à la peau. Nous avons eu, et nous aurons encore occasion dans le courant de ce livre, de parler de quelques-unes de ces affections. Mais par cela même que c'est une expression générique, pouvant désigner des états très-divers, la dartre n'a plus dans le langage médical actuel une signification bien nette. — Il y a des dartres sèches et humides, des dartres rongeantes et des dartres pustuleuses etc., chacune de ces dénominations répondant aux diverses maladies de la peau. Disons seulement ici d'une manière générale que, à la dartre proprement dite ou manifestation extérieure de la maladie, correspondent souvent, sinon toujours, des lésions internes ou viscérales, celles-ci alternant avec celles-là. En sorte que, quand on voit disparaître ou s'amender, autrement que sous l'influence d'un traitement rationnel, la dartre extérieure ou cutanée, l'attention du médecin et du malade doit être immédiatement attirée du côté des organes internes. Il faut alors se préoccuper des changements dans le siége ou la forme de la maladie, autrement dit des *métastases* qui peuvent se produire à ce moment. C'est peu en effet d'arriver à faire disparaître la manifestation extérieure de la dartre, si celle-ci doit ensuite se répercuter à l'intérieur et menacer les organes nécessaires à la vie. On doit donc pouvoir et savoir prévenir les accidents de cette nature. Ces quelques mots suffiront sans doute pour faire comprendre avec quelle prudence il convient d'aborder le traitement des affections de la peau, traitement sur lequel nous ne pouvons donner ici que des généralités.

TRAITEMENT. — Ces affections ont été très-étudiées par les homœopathes. Ils donnent ici plusieurs médicaments.

Sulfur est par excellence le médicament des maladies dartreuses ; c'est à lui que l'on a recours et que l'on revient le plus souvent dans le courant de ces affections. Il répond aux éruptions cutanées de diverse nature, avec inflammation des diverses membranes muqueuses de la face, notamment celles des yeux et des paupières, du nez, de la gorge. Il répond encore aux démangeaisons excessives occasionnées si souvent par les éruptions dartreuses, aussi bien qu'aux affections viscérales qui en sont la suite.

Calcarea se rapproche du médicament précédent dont il est souvent un puissant adjuvant, sinon un énergique succédané. Souvent *calcarea* réussit quand *sulfur* a échoué. Et même lorsque celui-ci a déterminé une amélioration incontestable ; c'est à *calcarea* qu'il faut encore recourir finalement pour terminer la cure.

Arsenic convient beaucoup dans le traitement de la dartre. On le donne, soit seul, soit alternativement avec un autre médicament. Il est conseillé principalement chez les personnes épuisées et d'une constitution nerveuse ; chez celles qui sont sujettes aux fièvres intermittentes, aux catarrhes, à l'asthme. .

Sepia de préférence chez les femmes et les personnes qui ont une sensibilité excessive de la peau, et lorsque l'éruption est sèche avec forte démangeaison ou prurit siégeant principalement au voisinage des articulations.

Silicea lorsque l'on remarque de l'inflammation et de l'induration des glandes en même temps que l'éruption qui revêt alors quelquefois la forme ulcéreuse.

Manganum dans la dartre sèche, lorsque le prurit et les malaises qui en sont la suite se manifestent de préférence pendant la nuit ; ou lorsque le changement de temps soulage le malade ou aggrave son état ; et quand le mal paraît siéger de préférence dans le pli des articulations.

Graphites contre les dartres humides, surtout lorsqu'elles siégent au visage et qu'on les observe chez des femmes qui ont les règles faibles ; quand l'éruption se recouvre de croûtes, avec suintement d'une sérosité corrosive et démangeaison le soir et la nuit.

Rhus convient pareillement contre les dartres humides se rapprochant de l'érysipèle vésiculeux, avec ou sans croûtes purulentes ; et quand l'éruption alterne avec des souffrances d'asthme :

Clematis est aussi d'une grande efficacité dans les cas de dartres humides et croûteuses, avec écoulement ou suintement de matière purulente et corrosive, rougeur, chaleur et gonflement de la peau ; démangeaison insupportable à la chaleur du lit.

V. page 9 pour le mode d'emploi des médicaments.

DÉLIRE ALCOOLIQUE

Cette affection s'observe chez ceux qui, par état, par passion ou par nécessité, boivent fréquemment, même à petites doses, du vin et des liqueurs. Elle peut même se rencontrer chez des personnes sobres, mais exposées à des émanations alcooliques. C'est pourquoi ce délire paraît être l'apanage de certaines professions, comme les marchands de vins, les distillateurs, les ouvriers des ports, etc. Qu'il y ait abus ou simplement usage persévérant continué pendant un temps assez long, le malade voit au bout de quelques années son appétit diminuer ou se troubler. Puis viennent les tremblements de main, l'affaiblissement des forces, un peu d'hésitation de la langue, et même du bégaiement. De là les noms de *delirium tremens*, de *tremblement alcoolique* assignés aussi à cette maladie. Plus tard, le sommeil devient agité et troublé par des songes ou des visions. Il survient du fourmillement des membres inférieurs et des crampes ; les jambes vacillent, la sensibilité s'émousse ; il y a des vertiges, de l'hébétement et quelquefois des hallucinations et des terreurs soudaines, surtout le soir. Le malade a de fréquentes vomituritions et un dégoût marqué pour les aliments : par suite, l'amaigrissement survient et s'accentue rapidement. On observe encore des secousses convulsives des membres, et de véritables accès d'épilepsie. Si l'on n'y prend garde, cet état peut devenir extrêmement grave, et amener le malade aux portes du tombeau. Heureusement, il est généralement possible, surtout dans les premiers temps, de porter remède aux sujets atteints de cette affection. Mais il ne faut pas oublier que, après un certain nombre de rechutes, la maladie peut devenir incurable et finir par emporter le malade.

TRAITEMENT. — Il semblerait que la première chose à faire est de supprimer toute boisson alcoolique. L'expérience a prouvé le contraire : ce n'est que graduellement que l'on doit en arriver là. En outre, on mettra en usage les médicaments suivants :

Opium, lorsque le malade étant plongé dans un sommeil profond, compliqué de rêvasseries et de visions, sa respiration s'accompagne d'un ronflement rauque, et qu'il y a oppression, sueur, convulsions surtout à la figure.

Nux vomica chez les ivrognes qui éprouvent un violent mal de tête, envie de vomir, constipation, grande agitation et tremblement de tout le corps, avec la démarche mal assurée, titubation, altération des traits.

Arsenic convient lorsqu'avec une très-grande angoisse les malades ont de l'insomnie et des terreurs ; ou si leur peau est livide et froide ; enfin dans le cas où la faiblesse va jusqu'à la syncope.

Belladona sera administrée chez ceux auxquels l'ivresse aura enlevé complétement la raison et provoqué le délire avec des visions fantastiques; ou quand la gorge est sèche et qu'il devient très-difficile d'avaler.

Voir page 9 pour le mode d'emploi des médicaments.

DENTITION

La dentition étant un acte entièrement naturel ne saurait être considérée comme une maladie.

Toutefois, il n'est pas moins vrai de dire que l'é-
volution dentaire constitue chez l'enfant une crise
importante, et par suite de .aquelle la vie même
peut être mise en danger. N'en est-il pas de même
d'ailleurs de quelques autres phénomènes purement physiologiques ?

Quoiqu'il en soit, le moment de la dentition est
ordinairement marqué par divers symptômes sur
lesquels il est bon d'attirer l'attention. L'enfant
devient pâle et morose et semble avoir perdu une
partie de ses forces ; il refuse toute autre nourriture que le sein ; son sommeil est agité et il a une
grande irritabilité du système nerveux. Sa bouche
laisse écouler une salive abondante ; ses gencives
auxquelles il porte souvent les doigts sont gonflées, sensibles et brûlantes. Il mâchonne tout ce
qu'il peut saisir, s'interrompant quelquefois dans
cet acte instinctif en poussant un cri comme
s'il venait de se blesser. On observe souvent aussi
de la diarrhée, ce qui doit être noté comme une
circonstance favorable, parce que ce flux sert de
dérivatif. Parfois il y a de la congestion du côté
du cerveau, et dans certains cas des convulsions.

Voyons maintenant par quels moyens on peut
conjurer ces accidents.

Traitement. — Plusieurs médicaments sont

utiles dans le cas présent et notamment les suivants :

Chamomilla lorsque l'enfant ne dort pas et
que l'on observe chez lui la diarrhée accompagnée
de vents.

Coffea conviendra dans des cas à peu près analogues, à cela près qu'il est plutôt indiqué quand
il y a de la constipation.

Causticum sera d'un bon usage lorsque
l'insomnie sera complète et qu'il y aura pâleur du
visage, douleurs se produisant par accès, froid aux
pieds, constipation, caractère morose.

Calcarea est utile quand, outre les symptômes
déjà indiqués, on remarque de la mollesse et de la
bouffissure des gencives, avec aphthes dans la
bouche; ventre gros, diarrhée de matières à odeur
aigre; engorgement des glandes du cou.

Kreosotum convient principalement chez les
enfants souffreteux, et lorsque la dentition provoque
diverses éruptions, connues généralement sous le
nom de *feux de dents.*

Aconit sera donné, si l'enfant a de la fièvre.

Ces médicaments conviendront dans la plupart
des cas. Mais s'il survenait des accidents, et surtout des convulsions, il faudrait alors recourir aux
indications spéciales données pour chaque cas en
particulier.

Voir page 9 pour le mode d'emploi des médicaments.

DIABÈTE SUCRÉ

Maladie caractérisée par une lésion de la nutrition générale, par la présence du sucre dans les urines, et par une cachexie particulière tendant à la consomption tuberculeuse.

Souvent héréditaire, le diabète paraît relativement plus fréquent dans les pays froids et humides. C'est généralement entre quarante et cinquante ans qu'il se déclare. Les hommes y paraissent plus sujets que les femmes. Le régime végétal et l'usage des féculents ne paraissent pas, quoiqu'on en ait dit, favoriser notablement la production du diabète, car cette maladie est extrêmement rare chez les religieux qui s'abstiennent de viande toute l'année. Mais les préoccupations et émotions morales paraissent avoir ici une incontestable influence.

Le début de la maladie est souvent bien difficile à préciser, et les premiers symptômes passent souvent inaperçus. Le malade est sujet à certains malaises et troubles du côté des organes digestifs qui n'ont rien de bien caractéristique. Au bout de quelque temps on constate une soif qui, modérée d'abord, devient ensuite inextinguible, au point qu'il faut au malade jusqu'à cinq à sept litres et davantage pour pouvoir la satisfaire. L'appétit augmente aussi dans des proportions notables; et cependant, malgré des digestions qui paraissent s'accomplir dans de bonnes conditions, le malade dépérit au lieu de gagner. La quantité de l'urine augmente et arrive souvent à dépasser de beaucoup la somme des boissons. Ce liquide a un goût manifestement sucré; et d'ailleurs l'examen chimique y démontre de la manière la plus manifeste la présence du sucre. Bientôt surviennent des perversions du goût : l'appétit devient très-irrégulier, et les fonctions digestives s'altèrent plus ou moins profondément, Il y a des alternatives de constipation et de diarrhée. Le malade maigrit de plus en plus et perd ses forces de jour en jour. Au bout de quelque temps, survient une petite toux sèche, symptôme avant-coureur d'une affection tuberculeuse des poumons. Cependant l'écoulement immodéré des urines amène souvent une irritation très-vive des voies urinaires. La diarrhée devient persistante; la phthisie pulmonaire fait des progrès rapides; les membres inférieurs s'infiltrent de sérosité; et finalement le malade succombe dans le plus affreux marasme.

Tel est le tableau très-abrégé de cette terrible

maladie, dont le développement dure généralement plusieurs années. Cette description suffit pour en faire comprendre toute la gravité. Toutefois, si l'on a pu pendant longtemps désespérer de guérir le diabète, il n'en est plus ainsi aujourd'hui, au moins d'une manière absolue. Des cures ont été obtenues ; et dans bon nombre de cas il est possible d'apporter aux maux des malades un soulagement notable.

TRAITEMENT. — Il importe beaucoup que le malade suive avant tout un régime particulier. L'importance du régime est telle, que pour beaucoup de médecins ce serait tout le traitement de la maladie. Ceci est une erreur, le régime ayant ici un effet purement palliatif. Ce régime consiste d'ailleurs à s'abstenir de substances féculentes et de matières sucrées. C'est pourquoi on a fabriqué à l'usage des diabétiques un pain de gluten auquel, il faut bien le dire, ils ont beaucoup de peine à se faire. Aussi, on est souvent obligé de tolérer, en partie du moins, l'usage du pain ordinaire. Comme boisson, on donne du vin rouge coupé d'eau, ou mieux encore de la bière fortement fermentée.

Indépendamment du régime, on a recours à divers médicaments, et particulièrement à ceux qui suivent :

Natrum muriaticum qui répond à une partie des symptômes du diabète, et notamment à ceux-ci : appétit immodéré, urines abondantes, et tellement fréquentes qu'elles empêchent le sommeil ; constipation et amaigrissement ; pesanteur de tête, perte des forces, refroidissement du corps

Ledum, lorsque l'on observe des douleurs dans les articulations, aggravées par le mouvement ; manque de chaleur vitale ; vertiges ressemblant à ceux de l'ivresse ; émission abondante et fréquente d'urine ; maux de ventre comme si les intestins étaient meurtris.

Phosphori acidum, quand il y a faiblesse générale et amaigrissement, furoncles, sécheresse et cuisson dans l'intérieur de la bouche, soif inextinguible, gonflement du ventre ; émission fréquente et abondante d'urine et besoin presque continuel d'uriner.

Carbo vegetabilis, contre la tendance aux sueurs et l'affaiblissement qui en résulte ; et quand le malade éprouve en même temps des envies fréquentes, anxieuses et pressantes, d'uriner jour et nuit, au point de pisser quelquefois au lit.

Veratrum, lorsqu'en urinant le malade éprouve une sensation brûlante, et que le flux immodéré d'urine s'accompagne d'une faim vive et d'une soif ardente, tandis que dans d'autres moments le malade a le dégoût de la nourriture, des nausées et des vomissements.

Arsenic répond à des symptômes à peu près analogues à ceux de **veratrum**, et de plus à la gangrène et aux furoncles qui se produisent quelquefois dans le cours du diabète.

Uranium nitricum ou azotate d'urane est le médicament qui jusqu'à présent a donné les meilleurs résultats dans le traitement du diabète. Ce médicament, beaucoup étudié et employé par les homœopathes américains, a été vulgarisé chez nous depuis quelque temps par les beaux travaux des docteurs Curie et Ozanam. L'*azotate d'urane* est éminemment homœopathique au diabète. Il résulte en effet d'expériences faites avec tout le soin et toute l'attention désirables, que ce médicament détermine chez des individus sains, la production du sucre dans les urines La théorie de la loi des semblables le désignait donc à l'attention des médecins pour le traitement d'une maladie dont le symptôme le plus saillant est précisément celui-ci. L'expérience a donné raison aux données de la théorie ; et l'on doit aujourd'hui à l'*azotate d'urane* des guérisons incontestables de malades atteints de diabète sucré. Disons cependant que pour des cas de cette nature, les médicaments doivent être administrés suivant des indications toutes spéciales.

V. page 9 pour le mode d'emploi des médicaments.

DIARRHÉE.

La diarrhée est caractérisée par la fréquence et la liquidité plus ou moins accusée des déjections alvines. On la désigne vulgairement sous le nom de *dévoiement* ou cours de ventre.

La diarrhée se montre comme symptôme dans un grand nombre d'affections, notamment dans l'inflammation d'intestins, dans le choléra, dans certaines fièvres, etc. Mais on l'observe aussi, en dehors de toute autre maladie bien constatée. Ainsi, elle est fréquente dans les pays chauds, ou même dans les régions tempérées lorsque l'été présente des chaleurs exceptionnelles. Chez certaines personnes, le moindre écart de régime provoque le dévoiement ; l'influence de cette cause est surtout marquée chez les enfants à la mamelle. D'autres fois, la diarrhée est occasionnée par l'action du froid prolongé sur le ventre ou même aux pieds. Enfin, tout le monde sait que le cours de ventre peut être le résultat d'une émotion violente et particulièrement de la peur.

Le dévoiement s'accompagne souvent d'un malaise général et de coliques sourdes. Le malade est d'abord soulagé par les évacuations. Mais celles-ci se répétant, il éprouve quelquefois des angoisses et des tendances à la syncope. Les matières rendues, d'abord plus ou moins solides, ne tardent pas à devenir molles, demi-liquides ; et finalement ce ne sont plus que des mucosités et un flux de matières séreuses. Généralement les évacuations diminuent graduellement de fréquence et s'arrêtent au bout de quelques heures, quelquefois davantage. On doit essayer de hâter la fin des accidents et d'en prévenir le retour possible, à l'aide d'un traitement et d'un régime appropriés.

TRAITEMENT. — La diarrhée étant le plus ordinairement un symptôme, il conviendra de rattacher son traitement à celui de la maladie dont elle dérive. Mais lorsque cette indisposition n'est liée à aucune autre, on pourra recourir aux médicaments suivants :

Chamomilla contre les diarrhées des personnes à tempérament bilieux et qui s'accompagnent quelquefois d'envies de vomir.

Pulsatilla si, en même temps qu'il y a des évacuations fréquentes, le malade a la bouche amère et la langue chargée ; et s'il est sujet à des coliques, principalement la nuit.

Phosphori acidum, lorsque la diarrhée duré depuis longtemps et a passé à l'état chronique ; et quand on remarque que les selles sont quelquefois involontaires.

Ipeca principalement chez les enfants ; mais aussi chez l'adulte si le dévoiement l'abat facilement et détermine chez lui de la faiblesse et la prostration des forces.

Arsenic est indiqué quand la diarrhée s'accompagne de crampes et de vomissements.

Veratrum convient dans les mêmes circonstances ; mais ce médicament est surtout favorable contre les diarrhées d'été.

Il est bien entendu d'ailleurs que les malades devront être très-modérés sur la nourriture, et au besoin faire diète, s'ils veulent tirer quelque profit de la médication suivie.

V. page 9 pour le mode d'emploi des médicaments.

DYSSENTERIE

La dyssenterie est l'inflammation de la dernière partie de l'intestin, accompagnée de sécrétion muqueuse et d'exsudation sanguine.

Cette maladie succède dans certains cas à l'inflammation de la partie supérieure de l'intestin.

Elle est fréquente dans les climats chauds, principalement là où l'on remarque de brusques changements dans la température, et aussi dans les endroits marécageux qui favorisent le développement des fièvres intermittentes. Dans les grandes réunions d'hommes, lorsqu'il y a encombrement, comme dans les camps, les prisons, les pensionnats, la dyssenterie se déclare quelquefois épidémiquement.

La forme épidémique de la maladie se retrouve d'ailleurs dans quelques pays et à certaines époques de l'année, principalement à l'automne.

Le malade éprouve d'abord des coliques et des pesanteurs au rectum, dernière partie de l'intestin. Puis, il a de fréquents besoins d'aller à la garde-robe, mais sans autre résultat le plus souvent que de violentes épreintes ; quelquefois cependant il rend des matières glaireuses accompagnées de sang, auxquelles se joignent plus tard des débris floconneux de fausses membranes. Du reste, chaque selle s'accompagne de chaleur et de douleur. L'anus est rouge et enflammé. Il y a des frissons et un état de faiblesse générale ; pas d'appétit, mais une soif vive, bien que la fièvre soit ordinairement assez peu marquée. Dans les cas légers, la maladie a une durée de six à huit jours et se termine généralement par le retour à la santé. Mais lorsque la dyssenterie règne épidémiquement, ou quand elle attaque des sujets déjà épuisés par des maladies antérieures ou des privations, elle revêt une gravité beaucoup plus grande. Les symptômes sont beaucoup plus accusés, et il n'est pas rare de voir la maladie avoir une issue fatale. Mais dans tous les cas, la convalescence est assez longue et demande à être très-surveillée, surtout au point de vue de la nourriture. Les malades sont pris souvent en effet, à ce moment, de fringales, et voudraient dévorer des quantités d'aliments. Si l'on n'agit pas avec la plus extrême prudence, on s'expose dans ce cas à provoquer une rechûte presque toujours mortelle.

TRAITEMENT. — Contre la dyssenterie, on fai usage des médicaments suivants :

Aconit, surtout au commencement, lorsque les symptômes inflammatoires sont bien accusés et s'accompagnent de fièvre ; et si la maladie se déclare pendant la saison chaude, avec fraîcheur des nuits.

Arsenic, lorsqu'il y a des évacuations, souvent involontaires, de matières putrides, urines fétides, mauvaise odeur de la bouche, et grande faiblesse du malade.

Mercurius est souvent héroïque dans la dyssenterie, particulièrement s'il y a ténesme, c'est-à-dire sentiment douloureux de tension et de constriction à la région de l'anus, avec envies continuelles et presque inutiles d'aller à la selle ; et quand ce ténesme donne lieu à des efforts violents qui ne font évacuer souvent que du sang pur ou mêlé de matières verdâtres, hachées ; quand enfin il y a des coliques violentes avec nausées, frissons, sueur froide et grand épuisement.

Rhus convient mieux dans une période plus avancée de la maladie, alors qu'il n'y a guère ni coliques ni ténesme, mais des évacuations quelquefois involontaires, surtout la nuit.

Ipeca est indiqué principalement dans la dyssenterie qui vient en automne, ou quand il y a des coliques avec évacuation d'abord de matières bilieuses, et ensuite de mucosités sanguinolentes.

Colocynthis réussit surtout contre les coliques assez violentes pour forcer le malade à se replier sur lui-même, avec grande agitation, plénitude et pression dans le ventre.

Sulfur chez les personnes sujettes aux hémorrhoïdes, et aussi lorsque les autres médicaments n'ont pas réussi, ou quand il y a ténesme violent, surtout la nuit.

V. page 9 pour le mode d'emploi des médicaments.

ECZÉMA

Maladie désignée aussi quelquefois sous le nom de dartre humide, l'eczéma est une des maladies les plus fréquentes de la peau. Il consiste en une éruption de petites vésicules rapprochées les unes des autres, qui s'élèvent sur la surface rouge et enflammée de la peau. Ces vésicules venant à se rompre donnent issue à une humeur séreuse ou séro-purulente qui finit par former une sorte de croûte écailleuse sur la partie malade.

L'eczéma se rencontre ordinairement à la face antérieure des poignets et des avant-bras, à la région interne et supérieure des cuisses, au cou-de-pied. D'autres fois il siége à la tête, et il emprunte alors à la présence des cheveux une opiniâtreté très-grande ; quand il atteint les oreilles, il peut amener une surdité au moins momentanée. Lorsqu'il se développe sur les mains, il présente quelque ressemblance avec la gale, et on lui donne alors le nom de gale des épiciers, parce qu'on l'observe assez fréquemment aux mains des personnes qui manient ordinairement le sucre et les substances pulvérulentes.

L'eczéma provoque, chez ceux qui en sont atteints, une démangeaison et un fourmillement auxquels les malades résistent difficilement, et qui deviennent particulièrement insupportables le soir et surtout la nuit. Les malades en perdent quelquefois le sommeil pendant des mois entiers.

TRAITEMENT. — Parmi les médicaments conseillés contre l'eczéma, nous citerons :

Ranunculus bulbosus qui répond à : éruptions vésiculeuses avec prurit ou démangeaison à diverses parties de la peau ; vésicules par groupes rapprochés, avec démangeaison vive et croûtes dartreuses.

Rhus, quand l'éruption se manifeste de préférence au printemps ou à l'automne ; et aussi lorsqu'elle alterne, soit avec des souffrances asthmatiques, soit avec des selles dyssentériques

Cantharis, si les souffrances se manifestent principalement du côté droit, ou si elles se renouvellent tous les sept jours.

Petroleum, lorsque l'eczéma se présente en plaques excoriées et suintantes, avec tendance continuelle à l'ulcération, et que l'on remarque de l'amaigrissement et de l'atrophie, principalement chez les enfants.

Arsenic surtout chez les personnes épuisées ou de constitution lymphatique ; quand les douleurs se font sentir principalement pendant la nuit et que le prurit ne laisse au malade aucun repos; ou bien quand l'éruption et les souffrances qui en résultent apparaissent par accès périodiques. Ce médicament correspond d'ailleurs à : éruptions de petits boutons rouges qui crèvent et passent en ulcères se couvrant d'une croûte ; suppuration à odeur fétide, avec élancements, démangeaison brûlante, surtout la nuit.

Ledum, chez les personnes atteintes d'affections rhumatismales, et quand la chaleur du lit aggrave les souffrances. Ce médicament est utile aussi dans la période sèche de la maladie.

Graphites, principalement dans l'eczéma des oreilles avec dureté de l'ouïe, et quand l'éruption humide se recouvre de croûtes qui laissent suinter une sérosité corrosive provoquant une démangeaison continuelle, mais plus insupportable le soir.

Sulfur convient ici, comme dans un grand nombre d'affections dartreuses où on le retrouve presque constamment. Son action s'exerce principalement lorsque l'eczéma a passé à l'état chronique.

M. le docteur Teste conseille de donner alternativement dans la même journée *Rhus* et *Ledum*, celui-ci le matin, l'autre le soir. Pour mon compte, j'ai obtenu de beaux résultats en mettant en usage cette méthode.

V. page 9 pour le mode d'emploi des médicaments.

ENGELURES

L'engelure est caractérisée par un gonflement inflammatoire qui occupe particulièrement les doigts, les orteils ou le talon ; quelquefois aussi elle siége au bout du nez. C'est une sorte d'érysipèle phlegmoneux occasionné par le froid. Quelquefois il n'y a qu'un simple engorgement superficiel avec rougeur et châtouillement incommode. Mais dans d'autres cas, il y a un engorgement profond des tissus, douleur cuisante, gerçures de l'épiderme, et même suppuration qui peut aller jusqu'aux tendons et aux os. Les engelures se reproduisent chaque année au commencement de l'hiver, principalement chez les enfants, les personnes d'une faible constitution, et les femmes. Certaines personnes qui souffrent des engelures dans un pays en sont exemptes dans un autre, et réciproquement.

TRAITEMENT. — Deux médicaments principaux sont conseillés contre les engelures. Ce sont : *rhus* et *cantharis*. Chacun de ces médicaments peut être employé intérieurement et extérieurement. Dans ce dernier cas, ainsi que le conseille M. Teste, on peut, ou bien s'en servir à l'état de dilution liquide, en imbibant des compresses que l'on applique sur l'engelure ; ou bien, on peut encore incorporer le médicament avec de la cire vierge et de l'huile d'olives que l'on fait fondre ensemble sur un feu doux. On obtient ainsi une espèce de cérat avec lequel on fait de fréquentes onctions sur les parties malades.

Indépendamment de ces deux médicaments, on peut encore donner :

Silicea chez les scrofuleux dont les engelures viennent à s'ulcérer et à suppurer. — **Pulsatilla** lorsque les engelures saignent facilement et déterminent une vive démangeaison, mais ne suppurent pas. — **Chamomilla** quand les engelures s'accompagnent d'une douleur aiguë.

V. page 9 pour le mode d'emploi des médicaments.

EMPHYSÈME DU POUMON

Le mot emphysème signifie insufflation. Par extension, on entend désigner ainsi en médecine l'infiltration d'un gaz dans les cellules viscérales. L'emphysème du poumon est donc caractérisé par l'infiltration de l'air dans le tissu pulmonaire, d'où résulte la dilatation des cellules qui composent le tissu de l'organe.

Cette affection peut être le résultat d'une lésion ou d'une plaie qui donne entrée à l'air dans le poumon. D'autres fois, elle est déterminée par de violents efforts qui, rompant une ou plusieurs vésicules du poumon, y déterminent pareillement l'entrée de l'air. Quelquefois aussi ce n'est pas l'air qui pénètre dans l'organe respiratoire, mais d'autres gaz qui sont produits, soit par la putréfaction de quelques liquides épanchés, soit par suite d'une gangrène. Les symptômes de l'emphysème du poumon se rapportent beaucoup à ceux de l'asthme (V. ce mot.). Du reste, l'asthme s'accompagne presque toujours d'emphysème du poumon.

TRAITEMENT. — Il est à peu près le même que celui de l'asthme (V. page 51). Toutefois, aux médicaments indiqués contre cette affection, on pourra ajouter ici :

Phosphorus, lorsque les symptômes d'oppression, se manifestant surtout le soir, s'accompagnent d'une sorte de constriction ou de tension à la poitrine.

Sulfur, quand il y a suffocation, toux et tendance au vomissement.

V. page 9 pour le mode d'emploi des médicaments.

ENTÉRITE OU INFLAMMATION DE L'INTESTIN

Il s'agit ici du gros intestin, moins cependant la dernière partie ; lorsque celle-ci est atteinte par l'inflammation, la maladie prend le nom de dyssenterie. Nous en avons parlé plus haut.

A part les cas dans lesquels il y a eu ingestion d'un poison ou abus de purgatifs, les causes de l'entérite sont souvent assez obscures. Toutefois, cette affection est assez fréquente dans quelques pays chauds ; et dans nos climats on l'observe aussi, soit chez les sujets astreints à une nourriture malsaine ou insuffisante, soit au contraire chez ceux qui abusent trop des plaisirs de la table.

La maladie commence par quelques troubles dans les fonctions digestives, auxquels succèdent des douleurs plus ou moins accusées dans la région abdominale. Bientôt se manifeste une diarrhée dont la violence est en raison de l'acuité du mal. L'appétit diminue ou disparaît même entièrement. La langue est blanche sans être très-chargée ; la soif est vive ; il y a quelquefois un peu de fièvre accompagnée de frissons qui alternent avec une chaleur assez prononcée de la peau. Cependant les coliques deviennent plus prononcées et douloureuses. Le ventre est sensible à la pression, et les évacuations deviennent de plus en plus fréquentes, sans cependant soulager beaucoup le malade. Les matières rendues sont toujours plus ou moins liquides. — Dans nos climats, l'entérite est généralement de courte durée et la terminaison favorable, à la condition d'un traitement bien suivi. Ce n'est qu'exceptionnellement, et le plus souvent par suite d'imprudence, que l'on voit surgir des complications du côté des autres organes contenus dans l'abdomen, complications qui peuvent amener des accidents funestes.

Cependant il convient de reconnaître que chez l'enfant l'inflammation de l'intestin présente une gravité exceptionnelle, en raison même de la débilité des organes à cet âge. Et plus l'enfant est jeune, plus les accidents seront à redouter. Une des causes possibles dont il faut toujours se préoccuper en pareil cas, c'est la manie qu'ont les nourrices, et quelquefois même les parents, de bourrer les tout jeunes enfants d'aliments trop succulents pour leurs organes. Il en résulte des désordres qui, lorsque l'enfant survit, ont des conséquences qui se font sentir pendant tout le reste de son existence. Chez l'enfant, l'inflammation intestinale s'accompagne de ballonnement du ventre et de coliques qui arrachent des cris au petit malade : il y a une diarrhée abondante avec selles verdâtres ; souvent les fesses participent à l'irritation intérieure, et d'autre part on constate du muguet sur la muqueuse de la bouche. Si l'on ne se hâte d'y porter remède, la maladie peut avoir chez l'enfant une issue funeste.

Dans quelques cas, chez l'adulte, l'entérite passe à l'état chronique. Le symptôme qui persévère alors est une diarrhée rebelle qui est d'autant plus difficile à combattre, qu'à part cela le malade souffre peu, au moins dans les premiers temps ; et d'autre part l'appétit étant revenu, on ne sait pas toujours assez résister à ses sollicitations.

TRAITEMENT. — L'inflammation intestinale réclame plusieurs médicaments, dont voici les principaux :

Aconit répond à la très-grande majorité des cas. Souvent, ce médicament seul suffira pour obtenir la guérison.

Belladona est utile quand il y a inflammation légère de l'intestin, avec douleurs dans le ventre comme si tout y était au vif, et sensibilité au toucher de toute cette partie.

Chamomilla convient, lorsqu'après les symptômes inflammatoires, il y a de la diarrhée avec ballonnement du ventre, selles liquides verdâtres ou blanchâtres.

Calcarea dans le cas où la diarrhée existe en même temps que les symptômes de l'inflammation ; ou, chez les enfants, lorsque les selles ont une odeur aigre et fétide et une couleur jaunâtre et argileuse.

Phosphori acidum est pareillement d'un grand secours contre la diarrhée résultant de l'inflammation intestinale, avec selles de matières séreuses non digérées, quelquefois involontaires.

Mercurius corrosivus quand il y a des coliques atroces, ventre ballonné et douloureux à la moindre pression, besoin fréquent d'aller à la selle sans résultat, et douleurs intolérables dans les intestins.

Sepia, lorsqu'il y a des coliques avec sensation de brûlement et crampes dans le ventre ; envie fréquente d'aller à la selle, avec évacuation de mucosités et de vents, ou avec diarrhée verdâtre ou suintement par le rectum.

Lycopodium est utile principalement lorsque la maladie a passé à l'état chronique, ce qui arrive assez fréquemment. Dans ce cas, on donne le médicament pendant quelque temps ; puis on laisse reposer le malade, pour y revenir ensuite. C'est, du reste, la règle à suivre dans un grand nombre d'affections chroniques.

Voir page 9 pour le mode d'emploi des médicaments.

ÉPILEPSIE

Maladie nerveuse qui se manifeste par accès convulsifs et périodiques, avec perte subite et complète du sentiment.

L'épilepsie est encore désignée sous les noms de haut mal, mal caduc, morbus sacer, etc. C'est une affection souvent héréditaire, plus fréquemment observée chez les femmes que chez les hommes, et qui apparaît quelquefois dès les premières années. Chez certains sujets, c'est à la puberté que l'épilepsie apparaît pour la première fois. Les excès vénériens et alcooliques développent quelquefois cette terrible maladie chez des personnes qui n'y étaient aucunement prédisposées d'ailleurs. Enfin, on a vu des émotions violentes, et notamment une peur subite, produire l'épilepsie, particulièrement chez les enfants, les adolescents et les femmes, surtout à certains moments.

Le début est quelquefois brusque, et la première

attaque a lieu alors sans que rien l'ait fait prévoir. D'autres fois il y a quelques prodrômes. Chez les uns, ce sont des absences momentanées de l'intelligence ; chez d'autres, un simple vertige. Ces symptômes, auxquels d'ailleurs on ne prête pas toujours une grande attention, persévèrent quelquefois plus ou moins, pendant des mois et même des années, sans autre manifestation. Mais quel qu'ait été le mode d'invasion de la maladie, l'attaque finit toujours par avoir lieu.

Cette attaque est dans quelques cas précédée elle-même de certains phénomènes précurseurs, auxquels on donne le nom d'*aura*. L'aura est quelque chose d'assez indécis : ce sera dans un cas une vague sensation de douleur ; dans un autre le spasme d'un ou plusieurs muscles ; tantôt une palpitation, tantôt une crampe d'estomac, etc. Quoi qu'il en soit, le malade pousse un cri et souvent tombe en avant comme frappé de la foudre. L'œil est fixe, le visage rouge, gonflé, livide, la bouche pleine d'écume, la respiration gênée et anxieuse ; le corps est raide et immobile, les bras étendus, la main fermée et le pouce habituellement dans la paume de la main. La sensibilité est complétement abolie. Mais après une demi-minute environ, à la raideur primitive succèdent des mouvements convulsifs qui agitent tout le corps et qui se remarquent surtout à la face, que ces contorsions rendent hideuse à voir. Au bout de deux à trois minutes, le relâchement des muscles commence à s'opérer, et le malade revient à lui peu à peu, perclus et brisé, mais sans avoir conscience de ce qui s'est passé. Puis il s'endort d'un sommeil profond et réparateur qui dure ordinairement plusieurs heures, et au sortir duquel il reprend bientôt son état habituel.

La durée d'une attaque est en général de une à cinq minutes ; mais il en est qui durent beaucoup plus longtemps. Quelquefois aussi une attaque se compose de plusieurs accès séparés les uns des autres par une période de rémission plus ou moins longue. On a vu de ces attaques durer ainsi des jours entiers. Quand on a été témoin de faits de cette nature, on se demande comment l'économie peut résister à de si cruelles épreuves. D'autre part, les attaques deviennent à la longue de plus en plus fréquentes. La santé qui, dans le principe, se soutenait assez bien dans les intervalles, ne tarde pas à s'altérer profondément. Le malheureux épileptique finit par succomber, soit dans une attaque plus violente que les autres, soit par suite d'une affection étrangère à son mal, mais rendue plus grave par cela même. Quelquefois la mort est la suite d'un accident déterminé par une attaque, par exemple, une chûte d'un lieu élevé, ou dans le feu, etc.

La guérison de l'épilepsie est extrêmement rare. On en cite cependant des exemples. Chez un certain nombre de malades, on parvient, sinon à une guérison complète, au moins à éloigner beaucoup les accès et à en atténuer la gravité. Chez la plupart des épileptiques, le mal physique finit par réagir sur le moral, et il est bien rare que leur intelligence ne subisse pas de rudes atteintes.

TRAITEMENT. — Parmi les médicaments indiqués contre l'épilepsie, nous citerons :

Belladona qui correspond à : convulsions et tressaillement des membres, mouvements convulsifs de la bouche ; congestion à la tête avec vertiges, face rouge foncé ; yeux convulsés et fixes ; écume à la bouche ; péril de suffocation ; étourdissement ou perte complète de connaissance.

Causticum convient contre les convulsions avec cris, mouvements violents des membres, grincements de dents.

Cuprum est pareillement utile contre les accès spasmodiques, particulièrement lorsqu'il y a commencement des convulsions par les extrémités, rétraction du pouce dans la main, perte de connaissance et de parole, salivation écumeuse.

Hyosciamus répond à : spasmes, avec couleur bleuâtre du visage, écume à la bouche, yeux proéminents, mouvements convulsifs de quelques membres ou de tout le corps ; angoisse et grincement de dents ; rétraction des pouces dans la main.

Ignatia principalement chez les personnes d'un caractère doux, contre les spasmes à la gorge et au larynx avec accès de suffocation, mouvements convulsifs des yeux ou des paupières, renversement de la tête en arrière, face rouge et bleuâtre, ou rouge d'un côté et pâle de l'autre, ou alternativement pâle et rouge ; rétraction des pouces.

Stramonium est utile dans des circonstances assez semblables à celles qui demandent **hyosciamus**, et particulièrement quand les mouvements convulsifs sont plus prononcés dans la partie supérieure du corps ; avec visions effrayantes ; renouvellement des accès par le contact, ainsi qu'à la vue d'objets éclairés ou brillants.

Dans l'intervalle des accès, on pourra consulter plusieurs autres médicaments, entre autres **sulfur** et **calcarea** que l'on alterne et suspend de temps en temps d'après diverses indications. L'usage longtemps prolongé de cette pratique a produit dans certains cas les résultats les plus satisfaisants

et amené des cures remarquables entre les mains
de quelques médecins homœopathes.

V. page 9 pour le mode d'emploi des médicaments.

ÉRYSIPÈLE

C'est une inflammation superficielle de la peau,
caractérisée par la coloration rouge, la dureté et
un léger gonflement de cette membrane, avec ten·
dance à s'étendre de proche en proche.

Cette affection a été désignée encore sous les
noms de feu Saint-Antoine, mal des ardents, etc·
C'est une maladie assez fréquente, et que l'on voit
quelquefois se développer sans cause nettement
appréciable, à part bien entendu le cas de traumatisme ou violence extérieure. Dans quelques circonstances cependant, l'érysipèle est manifestement épidémique ; on cite même des exemples
dans lesquels la contagion peut difficilement être
mise en doute. Chez les enfants, l'érysipèle succède parfois à la chûte du cordon ombilical.

Cet exanthème présente aussi diverses variétés,
suivant qu'il se produit spontanément ou qu'il est
déterminé par un traumatisme extérieur; si l'on
considère les lésions qu'il détermine, il est simple

ou phlegmoneux ; il est fixe ou ambulant, d'après la marche qu'il affecte ; enfin, il importe aussi de remarquer la partie qui en est le siége, la gravité de l'affection étant plus grande par exemple à la face que partout ailleurs.

Le malade éprouve d'abord quelques maux de tête, un peu d'amertume à la bouche, quelques nausées, de la constipation, le tout accompagné de fièvre. Bientôt la partie de la peau qui doit être malade commence à se gonfler et à rougir légèrement, dans une étendue mal circonscrite. Cette rougeur s'accentue davantage, mais disparaît momentanément par la pression du doigt sur la peau qui est légèrement empâtée. La partie affectée est ordinairement parsemée de petites pustules qui se changent bientôt en vésicules, lesquelles se rompent et se dessèchent en suivant une marche assez irrégulière. Au bout de quatre ou cinq jours, la peau commence à pâlir et à se rider, et les débris des vésicules desséchées tombent sous forme d'écailles.

Lorsque l'érysipèle siége à la face, il envahit d'ordinaire un côté avec plus d'intensité que l'autre. Commençant par le nez ou les paupières, il s'étend aux parties voisines. La tuméfaction qu'il occasionne efface les diverses saillies de la figure ; les paupières sont closes et les lèvres gonflées et croûteuses ; la fièvre est intense. L'inflammation peut de là se communiquer au cuir chevelu et même aux enveloppes du cerveau, et déterminer les plus graves complications.

La gravité de l'érysipèle dépend de son siége et de sa forme. Dans les circonstances ordinaires, la résolution s'opère en moins d'une semaine, surtout si le traitement est bien dirigé. Mais il n'en est pas de même dans tous les cas, et l'on doit toujours se tenir en éveil contre toutes les complications qui peuvent surgir.

TRAITEMENT.—Les principaux médicaments employés contre l'érysipèle sont :

Aconit dans la période de début, et quand on observe chez le malade une fièvre plus ou moins intense.

Belladona est le principal médicament lorsque l'on remarque : gonflement avec chaleur à la peau qui est rouge, luisante et tendue, et qui est le siége d'élancements douloureux dont l'intensité augmente par le mouvement ou le toucher ; aussi quand l'érysipèle s'accompagne de délire avec fureur, soif violente, langue sèche, lèvres arides.

Rhus convient principalement lorsque l'érysipèle siége à la face ou au cuir chevelu, ou encore s'il est recouvert de vésicules, avec fourmillement dans les parties malades.

Apis convient beaucoup pareillement dans l'érysipèle de la face, surtout lorsqu'il y a tuméfaction d'une teinte livide et pâle, et que l'éruption occupe de préférence le menton, la mâchoire inférieure ou le cou.

Hepar est indiqué lorsque le malade éprouve des douleurs d'excoriation à la partie affectée ; quand ces douleurs paraissent ou du moins s'aggravent pendant la nuit, et que l'on observe une très-grande surexcitation nerveuse, avec sensibilité douloureuse au moindre contact.

Mercurius, si l'on remarque de l'inflammation à la bouche, avec salivation ; fièvre avec sueur, et si l'érysipèle s'accompagne de démangeaison plus ou moins violente.

Euphorbium, principalement dans l'érysipèle vésiculeux de la face, avec prurit rongeant et brûlant, qui oblige à se gratter presque constamment ; et de plus lorsqu'il y a gonflement ou inflammation des glandes ; ou enfin si l'éruption occasionne à la face une douleur profonde et térébrante.

Gelseminum employé au début est un médicament qui m'a souvent donné de très-beaux résultats. Dans certains cas, il suffit seul pour conjurer tous les accidents de l'érysipèle.

V. p. 9 pour le mode d'emploi des médicaments.

ÉRYTHÊME.

L'érythême consiste en de simples taches rouges superficielles siégeant à la peau, et dont le siége et l'étendue sont variables.

On l'observe fréquemment chez les enfants, soit qu'il provienne du frottement des diverses parties charnues l'une contre l'autre, soit qu'il résulte de la malpropreté et du mauvais entretien ; ou encore pendant la dentition. L'exposition à un soleil trop ardent occasionne aussi des rougeurs érythémateuses auxquelles on donne alors le nom de *coup de soleil*. Cet exanthème apparaît aussi comme symptôme dans diverses affections, notamment dans le rhumatisme articulaire et dans certaines fièvres graves.

L'érythême débute en général rapidement. La peau se recouvre, dans une étendue plus ou moins grande, de taches rouges que séparent des portions où la couleur des téguments a gardé sa coloration naturelle. Du reste, aucune douleur, mais un peu de cuisson et de chaleur. La durée du mal est assez courte, à moins qu'il n'y ait une irritation locale permanente.

Traitement.—L'érythême est une de ces affections que l'on peut, sans inconvénient, abandonner aux seules forces de la nature. La guérison est généralement la règle ; et ce n'est que très-exceptionnellement que cette éruption peut déterminer des accidents plus ou moins graves. Toutefois, si l'on veut accélérer la guérison, ou prévenir une aggravation possible, sinon probable, on prendra quelques précautions purement hygiéniques ou de propreté. Des lavages fréquemment répétés, des applications de poudre de riz ou d'amidon, des cataplasmes de fécule seront d'une grande utilité si l'inflammation est très-prononcée. D'autre part, on fera prendre au malade **mercurius** ou **chamomilla**. D'autres fois, il sera utile de faire quelques lotions avec la teinture d'arnica.

V. page 9 pour le mode d'emploi des médicaments.

FIÈVRE ÉPHÉMÈRE.

Elle consiste en un simple mouvement fébrile qui ne dure guère au delà de 24 heures. Lorsque par exception cette fièvre dure deux ou trois jours, on lui donne le nom d'éphémère prolongée

Affection fréquente et d'ailleurs fort bénigne, cette fièvre est connue sous le nom de courbature.

Souvent elle apparaît sans cause bien connue ; d'autres fois elle paraît être la conséquence de quelque fatigue ou d'excès, ou encore d'une émotion vive. Elle débute par un léger frisson et un mal de tête assez prononcé. Bientôt le mouvement fébrile s'accentue davantage : au frisson initial succède la chaleur de la peau. En même temps, il y a un sentiment de malaise général, une *courbature* qui se fait sentir dans tout le corps. Cette fièvre, à marche continue, ne dure jamais plus de trois jours, souvent moins, et sa terminaison s'accompagne ordinairement de quelques phénomènes critiques. C'est une sueur plus ou moins abondante, ou une hémorrhagie nasale, ou bien encore un dépôt dans les urines. Souvent la fièvre éphémère donne lieu à l'apparition de quelques vésicules d'herpès aux lèvres ou à l'entrée des fosses nasales. Il n'y a pas de convalescence ; le retour à la santé se fait sans transition.

TRAITEMENT. — Contre la fièvre éphémère, il n'y a pas de traitement à proprement parler. Le repos au lit suffit dans la plupart des cas. Toutefois, lorsque, ce qui est très-rare, cette fièvre paraît avoir une certaine gravité, ou prendre un caractère alarmant, on donnera **aconit**, médicament par excellence en pareil cas.

Si la fièvre éphémère survenait à la suite de

travaux prolongés, de fatigues considérables, d'excès ou d'écarts de régime, **arnica** serait indiqué.

Enfin **Bryonia** conviendrait, si la courbature était très-prononcée, avec brisement dans la région des reins et les membres, mouvements douloureux, constipation, sommeil agité.

V. page 9 pour le mode d'emploi des médicaments.

FIÈVRE SYNOQUE

La synoque ou fièvre continue simple ne diffère guère de l'éphémère que par sa plus longue durée qui permet aux symptômes de s'accuser davantage.

Ni contagieuse ni épidémique, elle se montre principalement au printemps, mais elle n'est pas très-rare en été et en automne. Du reste, comme pour la fièvre éphémère, il est souvent difficile de préciser les causes qui peuvent la déterminer.

Quelques frissons d'abord, accompagnés parfois de nausées et de vomissements; puis la fièvre apparaît et va croissant jusqu'au troisième jour. A partir de ce moment le mouvement fébrile continue toujours, mais il présente ordinairement un peu d'exacerbation le soir. Le malade éprouve un violent mal de tête ; les nuits sont agitées et troublées par des rêves fatigants. Il y a de la chaleur à la peau, sur laquelle apparaissent assez fréquemment quelques taches bleuâtres occupant principalement le ventre et la partie supérieure des cuisses. Ces taches disparaissent au bout de cinq à six jours. La figure offre parfois une légère coloration jaunâtre et un aspect bilieux.

La durée de la fièvre continue est en général de sept à onze jours. La terminaison est toujours favorable. La guérison est fréquemment précédée d'une sueur plus ou moins abondante, de vomissements, d'évacuations alvines, de saignements de nez ou d'une éruption aux lèvres, phénomènes considérés comme critiques. Il n'y a pas non plus ici de convalescence, et le malade revient à la santé sans transition.

Traitement. — La synoque ne demande pas non plus un grand luxe de traitement. Toutefois il importe de ne point s'exposer à la confondre avec une autre fièvre. Les conséquences d'une erreur en pareil cas seraient fort graves.

Aconit est encore ici le meilleur médicament que l'on puisse donner. Il répond précisément au mouvement fébrile continu qui caractérise la maladie.

Chamomilla sera utile chez les personnes

nerveuses, et quand on observe alternance de frisson et de chaleur, diarrhée, une joue rouge et
l'autre pâle.

Belladona conviendrait dans les cas assez
rares où il y aurait mal de tête, somnolence et
rêvasseries pendant la nuit.

V. page 9 pour le mode d'emploi des médicaments.

FIÈVRE TYPHOÏDE

La fièvre typhoïde a pour caractère anatomique
l'inflammation et l'altération de certaines parties
de l'intestin. Elle présente comme phénomènes
extérieurs une éruption de taches lenticulaires
d'une nature spéciale, et elle a une durée qui varie de deux à neuf semaines.

Sans être rare dans la première enfance, la
fièvre typhoïde s'observe le plus fréquemment
entre quinze et trente ans, presque jamais après
soixante ans. Il est extrêmement rare qu'on l'ait
deux fois. Les personnes qui viennent de la cam-
pagne habiter les grandes villes, et notamment
Paris, sont plus fréquemment atteintes que
d'autres, tant qu'elles ne sont pas acclimatées. Du
reste, cette maladie règne quelquefois épidémiquement.

La fièvre typhoïde, avant d'éclater, est précédée
d'un état de malaise général et de fatigue, de la
diarrhée, symptômes qui sont plus ou moins accusés, et auxquels on ne prête pas toujours une
grande attention. Puis vient un violent mal de
tête, accompagné de frissons et d'une forte fièvre
à laquelle se joignent souvent des saignements de
nez. La maladie est alors déclarée.

Le malade reste couché sur le dos; il éprouve
des vertiges et des étourdissements dès qu'on le
fait asseoir sur son lit. La fièvre s'accuse de plus
en plus pendant la première semaine ; la peau est
chaude et légèrement moite. La bouche est mauvaise ; la langue présente sur les bords et à la
pointe une rougeur en forme de V. La soif est
vive; le ventre est sensible au toucher, et la pression y détermine un gargouillement particulier,
surtout du côté droit. Il y a ordinairement pendant cette période, une diarrhée fétide. Le sujet
est dans un état de stupeur et de prostration et
paraît ne comprendre que très-difficilement et
lentement ce qu'on lui dit. Il est plongé dans un
état de somnolence troublé par des rêvasseries
continuelles et fatigantes. Il y a quelquefois du
délire. Vers le septième jour, on voit apparaître
sur le ventre, la poitrine, et dans quelques cas
sur les membres, des taches lenticulaires rosées

de un à cinq millimètres de diamètre. Ces taches, qui disparaissent par la pression, se montrent pendant un espace de temps qui varie de deux à quinze jours. Vers ce moment aussi, on peut constater du côté de la poitrine des symptômes de bronchite. En même temps, il y a une légère rémission et un temps d'arrêt dans la maladie. Cette première période est d'une semaine environ.

Mais bientôt le mouvement fébrile reprend une nouvelle intensité; la stupeur augmente, et le délire s'accuse quelquefois davantage, surtout la nuit. La langue est aride, racornie, fendillée; les lèvres et les dents se recouvrent d'un enduit brun. Peu de sensibilité du côté du ventre, qui cependant se ballonne considérablement; mais la diarrhée est plus abondante et plus fétide. Il y a souvent de la rétention d'urine. Le malade est oppressé et respire difficilement. Vers ce moment, la peau des parties qui supportent le poids du corps a une grande tendance à se gangréner. Ainsi, l'on voit se former des eschares aux fesses, aux coudes, aux talons, etc. Cette seconde période a une durée de dix à vingt jours.

La troisième période commence par conséquent du quinzième au trentième, et quelquefois seulement vers le quarantième jour. Lorsque le malade n'a pas été emporté plus tôt, c'est alors que commence à se dessiner assez nettement le mode de terminaison de la maladie. Quand l'issue doit être heureuse, les symptômes diminuent d'intensité, la bouche se nettoie, la diarrhée cesse; les eschares se détachent, et les plaies, tout en se cicatrisant lentement, prennent un meilleur aspect. Toutefois, il y a un amaigrissement très-prononcé, et par suite l'appétit revient avec une violence à laquelle il faut savoir résister. La convalescence commence alors, mais il s'en faut qu'elle marche rapidement ; pendant bien longtemps le malade doit observer la plus grande vigilance, s'il ne veut pas s'exposer à une rechûte presque fatalement mortelle. Même quand la guérison est obtenue, il reste pendant un certain temps une grande faiblesse physique ; et d'autre part il est bien rare que l'intelligence n'ait pas subi quelque atteinte plus ou moins grave de l'épreuve qui vient d'être traversée.

Quand la terminaison doit être funeste, le malade succombe souvent dans la période d'état de la maladie. Mais s'il arrive jusqu'à la troisième période, la mort s'annonce d'abord par l'aggravation de tous les symptômes. Puis le pouls faiblit, la peau se couvre d'une sueur visqueuse, les voies respiratoires s'embarrassent, l'œil s'éteint, les forces déclinent rapidement et le malade succombe.

Tel est le tableau le plus ordinaire de la maladie; mais la fièvre typhoïde présente plusieurs variétés ou formes dont il est bon de parler. La forme inflammatoire, fréquente chez les jeunes sujets, ne dure généralement guère plus d'une semaine, pour faire place à une des formes suivantes. La forme ataxique est caractérisée par l'excès des phénomènes nerveux. Dans la forme adynamique, ce qui prédomine, au contraire, c'est l'affaiblissement des forces, l'hébétude, la stupeur.

Nous avons dit que dans la fièvre typhoïde il y avait toujours une lésion de l'intestin. Cette lésion peut amener une perforation. de l'organe, et par suite une péritonite suraiguë, mortelle en quelques heures. D'autre part, la mort peut résulter aussi de l'affection concomitante des voies respiratoires. Enfin, la fièvre typhoïde peut déterminer plusieurs autres accidents sur lesquels nous ne pouvons nous appesantir ici.

Mais nous en avons assez dit pour faire comprendre toute la gravité de cette maladie qui fait chaque année un grand nombre de victimes.

TRAITEMENT. — Plusieurs médicaments sont indiqués ici. Nous en citerons quelques-uns :

Aconit, médicament excellent au début, lorsque le mouvement fébrile prédomine avec soif vive et rougeur de la face ou s'il existe seul ; et alors qu'il n'est pas toujours possible de démêler quel sera exactement le caractère de la maladie qui commence.

Ipeca sera mieux indiqué dès le début, si la fièvre n'est pas très-développée, et si en même temps on observe du manque d'appétit et même de l'éloignement et du dégoût pour les aliments, des nausées, des vomituritions et l'apparition prématurée de la diarrhée.

Belladona convient quand il y a des frissons alternant avec la chaleur ardente avec rougeur et chaleur ardente des joues ou de toute la face ; lorsque les yeux sont rouges et étincelants, que le sommeil est agité, qu'il y a perte de connaissance avec murmure confus ou délire furieux ; langue sèche et rouge, selles rares ou nulles, urines rares et rouges, toux avec douleur de poitrine.

Bryonia répond à : frissons suivis de chaleur continue, avec face rouge, sueurs abondantes, langue et lèvres sèches, forte douleur de tête, vue voilée, dureté de l'ouïe ; tremblement et vertiges si le malade se dresse sur son lit.

Lachesis, s'il y a : amertume de la bouche, douleur de poitrine avec toux sèche, difficulté de tirer la langue, parole embarrassée, délire avec murmure, regard hébété, langue rouge jaunâtre, ou chargée de mucosités blanchâtres.

Lycopodium, lorsqu'on observe : grande faiblesse, avec prostration de toutes les forces, yeux voilés et à demi fermés, sueurs débilitantes, constipation, rougeur circonscrite des joues.

Mercurius contre : diarrhée abondante, fréquente et fétide, ventre douloureux ; inflammation de la bouche ; gencives recouvertes d'un enduit ressemblant à de la bouillie et saignantes, avec soif modérée d'abord, mais qui plus tard devient inextinguible, la langue s'étant racornie et durcie ; grande faiblesse ; insomnie complète ; tendance aux hémorrhagies, surtout aux saignements de nez.

Rhus quand il y a : grande faiblesse et prostration qui ne permet pas de se redresser ni de se remuer ; insomnie avec angoisse et sursauts fréquents ; stupeur ; délires loquaces ; ventre dur ; chaleur sèche ou sueurs visqueuses.

Phosphori acidum lorsque le malade est dans un état d'apathie complète, avec face pâle, urines involontaires, selles jaunes, sueur froide à la face, au creux de l'estomac et aux mains ; et aussi quand la maladie parait avoir été déterminée par des causes débilitantes résultant d'excès ou de chagrins.

Arsenic est un médicament d'une grande vertu contre : anxiété avec agitation nocturne, évacuations fréquentes, selles brûnâtres, putrides et involontaires ; mouvement fébrile quelque peu intermittent ; yeux ternes et vitreux.

Carbo vegetabilis, lorsque l'état du malade s'aggrave, et même qu'il arrive à un état voisin de l'agonie, phénomène qui se prolonge quelquefois longtemps dans les fièvres typhoïdes graves ; quand il y a prostration profonde avec somnolence et râles, refroidissement, sueurs froides et visqueuses.

China est indiqué dans la période de déclin de la maladie, et aussi pendant une partie de la convalescence, par la faiblesse, la pâleur, le manque d'appétit, et surtout après des hémorrhagies abondantes.

Contre l'affection pulmonaire qui parfois accompagne la fièvre typhoïde, on donne ordinairement les médicaments en usage dans le traitement de la bronchite et de la pneumonie (V. ces mots). Si au contraire c'est l'affection cérébrale qui prédomine, on donnera **hyosciamus, stramonium, opium,** et les autres médicaments de la méningite (V. ce mot).

V. page 9 pour le mode d'emploi des médicaments.

FIÈVRE INTERMITTENTE

Ce qui caractérise cette affection, c'est que la fièvre apparaît par accès réguliers, séparés les uns des autres par des intervalles pendant lesquels le malade est à peu près dans son état normal. C'est là ce qui constitue l'intermittence. On nomme apyrexie ou période apyrétique le temps pendant lequel la fièvre ne se montre pas. La fièvre intermittente s'accompagne toujours d'un gonflement considérable de la rate.

Cette maladie ne se développe généralement que sous l'influence d'émanations miasmatiques provenant de lieux humides et marécageux, et principalement dans les pays chauds. Dans ces conditions, elle règne souvent épidémiquement, surtout au printemps et à l'automne. Elle attaque d'ailleurs de préférence les sujets non encore acclimatés.

Les fièvres intermittentes sont régulières, pernicieuses ou anomales. Au point de vue de l'ordre dans lequel se produisent les accès, la fièvre est dite *quotidienne* quand l'accès revient tous les jours à la même heure. Lorsqu'il y a accès de deux jours l'un, ce qui est le type le plus commun, c'est une fièvre *tierce*. Lorsqu'il y a des accès égaux revenant après deux jours complets d'apyrexie, c'est une fièvre *quarte*, etc.

Dans la *forme régulière* de la fièvre intermittente, l'accès se partage en trois temps ou stades. Dans le premier, il y a tout d'abord une sensation de froid qui bientôt dégénère en frisson, au point que le malade a la chair de poule et claque des dents. Le pouls est fréquent, mais petit; le malade est pâle et anxieux ; souvent il a des nausées et des vomissements. Peu à peu ces phénomènes s'amendent, et le second stade s'annonce par une chaleur sèche, avec teinte plus rosée de la peau, de l'agitation, de la soif ; en même temps le pouls devient plus développé et le malade accuse de la douleur de tête. Dans le dernier stade, la sécheresse de la peau fait place d'abord à une douce moiteur qui dans bon nombre de cas dégénère en une sueur souvent fort abondante. Il se produit graduellement un état de détente générale; le malade éprouve un sentiment de calme relatif et entre bientôt dans la période apyrétique La durée totale d'un accès varie de deux à six et huit heures, et même quelquefois davantage.

Si on ne les soigne pas, ou si on n'essaie pas de se soustraire aux causes qui les déterminent, les fièvres intermittentes peuvent durer indéfiniment.

Lorsqu'un certain nombre d'accès ont eu lieu, les symptômes s'accusent davantage. Souvent le type devient plus fréquent; et finalement le malade, épuisé par ces attaques successives, tombe dans un état de cachexie particulier à ces affections. Alors, la peau se décolore et prend une teinte d'un jaune terne, les traits du visage sont tirés, la face est hâve et plombée, les forces affaiblies, la démarche languissante, et l'économie subit une altération profonde. C'est là l'état que l'on constate trop souvent chez les malheureuses populations des pays où règnent ordinairement les fièvres intermittentes. Si elles n'intéressent pas directement l'existence, il est cependant vrai de dire que peu à peu et graduellement les générations sont étiolées par ce veritable fléau.

On nomme fièvre intermittente *anomale* celle dont les accès sont incomplets, c'est-à-dire n'offrent qu'un ou deux des trois stades indiqués ; celles encore dans lesquelles les trois stades dont se composent les accès sont confondus ou intervertis, par exemple le frisson succédera à la chaleur au lieu de la précéder.

La fièvre intermittente *pernicieuse*, généralement rare dans nos climats, présente les mêmes symptômes que ceux déjà décrits. Mais outre qu'ils n'apparaissent pas toujours avec la même régularité, ils sont souvent accompagnés de certaines complications. Cette fièvre sévit d'ailleurs avec une intensité telle que quelquefois elle emporte le malade au premier ou au second accès.

TRAITEMENT. — Les causes des affections intermittentes étant bien connues, il est facile d'indiquer un traitement prophylactique ou préservatif. On devra donc se soustraire autant que faire se pourra à toutes les causes énoncées plus haut, fuir les habitations humides et les endroits maré · cageux. D'autre part, le devoir des gouvernements est, en pareil cas, de déployer un grand zèle pour faire disparaître tous les foyers d'infection paludéenne. Les moyens d'y parvenir sont connus aujourd'hui. En desséchant les étangs ou les marais, en canalisant les rivières, en drainant et en cultivant les sols marécageux, on obtiendra partout des résultats analogues à ceux déjà obtenus dans quelques endroits, auparavant désolés par le fléau, et dans lesquels aujourd'hui la santé publique ne laisse rien à désirer.

Mais quand les accès de fièvre n'ont pu être prévus ni évités, il faut recourir à une médication énergique et employer divers médicaments, parmi lesquels nous citerons :

Chininum sulfuricum, le médicament par excellence des affections intermittentes. C'est, on s'en souvient, en étudiant les propriétés du quinquina, que Hahnemann arriva à découvrir en médecine la loi des semblables qui domine toute sa méthode, ou plutôt qui est elle-même toute sa méthode. Toutefois, certaines formes de la fièvre intermittente ne sont pas toujours guéries par les préparations de quinquina. Il faut alors recourir à d'autres médicaments plus homœopathiques à ces formes.

Capsicum réussit dans les accès où la fièvre se manifeste avec prédominance du froid et en même temps forte soif, et chez les personnes sujettes aux hémorrhoïdes.

Ipeca convient lorsque, soit avant la période de froid, soit dans les intervalles qui séparent les accès, il y a des nausées, des vomissements ou de la diarrhée ; quand il y a plus de frissons que de chaleur, ou plus de chaleur que de frissons.

Arsenic est indiqué surtout chez les personnes épuisées ou de constitution nerveuse ; et quand la fièvre s'accompagne de douleurs vives dans les membres, grand mal de tête, sueurs fréquentes, quelquefois froides et visqueuses, avec bourdonnement des oreilles et tremblement des membres.

Natrum muriaticum, lorsqu'avant l'accès il y a de l'accablement avec maux de tête : pendant l'accès, chaleur avec soif ardente, amertume de la bouche, pression au creux de l'estomac.

Nux vomica convient lorsque les ongles sont violacés, le frisson intense mêlé avec la chaleur ; quand il y a somnolence pendant la chaleur et la sueur qui manque d'ailleurs quelquefois ; soif pendant les trois stades ou seulement pendant la chaleur.

V. page 9 pour le mode d'emploi des médicaments.

FIÈVRES ÉRUPTIVES

Ce sont des fièvres continues, souvent épidémiques ou contagieuses, et dans lesquelles survient à la peau une éruption caractéristique. Ces fièvres n'attaquent généralement qu'une fois le même sujet. Les principales fièvres éruptives sont : la rougeole, la roséole, la scarlatine, la variole et la vaccine.

Nous étudierons chacune de ces fièvres en son lieu.

FLUEURS BLANCHES [1]

C'est un écoulement de matière muqueuse qui se fait par les organes génitaux de la femme, et

[1] V. pour plus de détails mon traité des maladies des femmes, etc. Article *flueurs blanches*.

assez abondamment pour incommoder les sujets.

Cet écoulement, désigné plus scientifiquement par le mot *leucorrhée*, est une des infirmités les plus fréquentes chez la femme ou la jeune fille, surtout dans les grands centres de population. Ce flux existe quelquefois à l'état.de symptôme dans un grand nombre d'affections de la femme ; dans d'autres cas, la leucorrhée apparaît indépendamment de toute lésion connue. On l'a vue quelquefois, quoique rarement, chez de très-jeunes filles ; c'est assez ordinairement l'apanage des femmes dont la constitution est détériorée par les privations ou par les excès, quels qu'ils soient. Le plus ordinairement l'apparition des règles est le signal d'une augmentation dans la sécrétion morbide.

La matière de l'écoulement produit sur le linge des malades des taches blanchâtres, jaunes ou verdâtres ayant une consistance assez analogue à celle de l'amidon. Quand la leucorrhée est abondante, les parties génitales externes présentent quelquefois des éruptions et des excoriations,.déterminées par le passage du liquide irritant qui baigne presque constamment ces parties.

Si l'écoulement est de longue durée, quelques symptômes généraux sont observés. Les femmes deviennent languissantes et se fatiguent facilement. Il se manifeste des troubles du côté des voies digestives; les malades éprouvent de fréquents tiraillements d'estomac et quelquefois même il y a des nausées et des vomissements. Des accidents nerveux variés peuvent encore compliquer le mal, on voit parfois une tristesse profonde s'emparer des malades qui sont souvent irritables. La tête est pesante et douloureuse, et l'on note dans certains cas des accidents hystériformes.

Les pertes blanches constituent ordinairement une maladie longue et incommode, à marche essentiellement chronique. Toutefois, malgré cette tendance fâcheuse, la leucorrhée disparaît parfois spontanément. Mais ce sont là des cas extrêmement rares, et l'on voit le plus ordinairement les pertes blanches persévérer indéfiniment, à moins que les femmes ne se soumettent à un traitement convenable.

TRAITEMENT. — Les flueurs blanches constituent une affection souvent rebelle et difficile à guérir. Mais cela tient dans bien des cas à ce que les malades ne veulent pas se soumettre pendant un temps assez long à un traitement régulier. Or, voici quels sont les médicaments principaux auxquels il convient de recourir :

Alumina chez les femmes nerveuses ou hystériques, et quand la leucorrhée est corrosive, c'est-à-dire si elle produit des excoriations ou de l'irritation à la peau des parties génitales ; et quand l'écoulement blanc se produit principalement au moment des règles, avant ou après.

Calcarea chez les sujets à constitution faible et qui sont mal nourries, lorsqu'il y a démangeaison vive aux parties génitales, accompagnant l'écoulement blanc ; cet écoulement se produit avant les règles, et les flueurs blanches coulent par accès, ou pendant l'émission des urines.

Cocculus est utile quand la femme est d'un tempérament bilieux et colérique et sujette aux spasmes et convulsions ; et lorsque la leucorrhée ressemble à de l'eau dans laquelle on aurait lavé de la viande, avec un mélange de sérosité semi-purulente.

Conium, lorsque la malade présente plus ou moins les attributs de la constitution scrofuleuse avec tendance au gonflement des glandes ; et si la leucorrhée est brûlante, âcre, corrosive, accompagnée ou précédée de coliques.

Mercurius également contre les flueurs blanches corrosives et purulentes, avec démangeaison des parties qui sont gonflées, rouges, sensibles et douloureuses ; principalement chez les personnes qui ont eu quelque affection spécifique des organes génitaux.

Pulsatilla, chez les femmes de constitution

lymphatique, avec teint pâle, yeux bleus et cheveux blonds ; lorsque les flueurs blanches, épaisses comme de la crême, s'accompagnent de crampes de matrice, de tranchées utérines et de spasmes hystériques.

Sepia, lorsque l'écoulement présente une coloration jaune ou rouge verdâtre, avec fétidité ; quelquefois ballonnement du ventre ou élancements dans le vagin, excoriation aux parties externes ou entre les cuisses

Kreosotum, si les flueurs blanches sont suivies d'épuisement ou de fatigue, s'accompagnant de prurit et d'élancements dans le vagin, avec coliques, tranchées, maux de reins, frissons continuels, ou au contraire sueur au dos et à la poitrine.

Asperula odorata convient dans beaucoup de cas contre les flueurs blanches, surtout lorsqu'elles paraissent se rattacher à un état général de faiblesse et d'appauvrissement du sang.

Voir page 9 pour le mode d'emploi des médicaments.

GALE

La gale consiste en une éruption de vésicules siégeant presque exclusivement entre les doigts et dans le pli des articulations, et caractérisées par la présence d'un insecte particulier auquel on a donné le nom d'acarus.

Nous ne discuterons pas ici la question de savoir si toutes les affections de la peau se rapportent plus ou moins à la gale ou psore. Cette théorie a trouvé des contradicteurs et des défenseurs également convaincus.

La gale est essentiellement contagieuse et se montre à tous les âges. Mais on a remarqué que la contagion s'opère surtout la nuit, et par contact immédiat.

Après une période d'incubation qui dure de quatre à cinq jours, quelquefois davantage, le malade commence à éprouver une vive démangeaison augmentant pendant la nuit et siégeant le plus habituellement entre les doigts ou au poignet. Bientôt apparaissent de petites vésicules remplies d'un liquide trouble et qui de la main se propagent sur presque tout le corps. Le malade, en se grattant souvent jusqu'au sang, déchire ses vésicules dont le liquide se répand, se dessèche et forme sur place une croûte légèrement sanguinolente. L'examen des vésicules fait à la loupe permet de découvrir un sillon sous-épidermique qui y correspond, et au fond duquel on trouve ordinairement l'insecte ou acarus de la gale. A mesure que l'éruption gagne du terrain, les démangeaisons deviennent plus insupportables ; il est de notoriété.que les galeux se grattent continuellement.

Abandonnée à elle-même, la gale ne guérit jamais seule, et pourrait ainsi persévérer indéfiniment. Heureusement il est toujours possible de la guérir, en suivant un traitement approprié.

TRAITEMENT. — Contre la gale il ne suffit pas toujours d'employer à l'intérieur les médicaments prescrits. Il faut dans certains cas recourir à des applications externes.

Sulfur est dans un grand nombre de cas le meilleur et quelquefois le seul médicament que l'on emploie contre la gale. Si après quelques jours de traitement interne, on ne voit pas venir une amélioration notable, on pourra compléter la cure en appliquant sur les parties malades une pommade sulfureuse.

Mais il ne faut pas abuser des préparations de soufre, dont le moindre inconvénient, lorsqu'elles ne réussissent pas, est de laisser le malade dans une sécurité trompeuse. C'est pourquoi, en cas d'insuccès par ce moyen, on consultera : **carbo vegetabilis, clematis, rhus, arsenicum, graphites, staphysagria**, etc. M. Teste conseille contre la gale un traitement bien simple et dont il a beaucoup à se louer. Ce traitement consiste à donner alternativement toutes les vingt-quatre heures **lobelia inflata** et **croton-tiglium**.

Il ne faut pas oublier que la disparition trop prompte des manifestations extérieures de la gale peut déterminer sur les organes internes des répercussions plus ou moins graves. Par conséquent, il convient de surveiller très-attentivement les suites de cette éruption.

Voir page 9 pour le mode d'emploi des médicaments.

GANGRÈNE

La gangrène est la mortification d'une partie du corps. Elle est dite sèche ou humide : *sèche*, quand les parties atteintes sont dures et desséchées ; *humide*, quand, au contraire, la partie affectée est molle et gorgée de liquides plus ou moins purulents. La gangrène est quelquefois désignée dans le langage médical sous le nom de sphacèle. On appelle eschare la partie gangrenée qui se détache des tissus sains.

La gangrène peut être occasionnée par une brûlure, qu'elle résulte du contact d'un agent chimique ou de l'action du feu; ou bien, les tissus se trouvant comprimés, la circulation ne peut plus s'y opérer librement, et il survient une gangrène par compression. Les inflammations peuvent être assez intenses pour déterminer la gangrène dans certains cas. D'autres fois, elle résulte de l'introduction dans l'économie de certaines substances délétères, comme le seigle ergoté, l'opium pris à des doses trop élevées. Dans certains cas, la gangrène sèche des extrémités se déclare spontanément chez le vieillard.

La gangrène commence par la mortification des tissus. Dans la forme humide, ceux ci sont gorgés de liquides souvent purulents, et exhalent une odeur infecte, ce qui n'existe pas dans la première période de la gangrène sèche. Mais comme toute partie mortifiée tend à se détacher des parties vivantes, il se fait bientôt un travail d'élimination ; par suite un cercle inflammatoire se trouve formé, et bientôt un sillon nettement accusé trace la limite exacte entre les deux régions. Ce sillon, qui donne issue à un liquide infect, augmente graduellement en profondeur, jusqu'à ce que tout^{e} l'épaisseur des parties sphacélées soit détachée. Lorsque l'eschare est tombée, il reste une plaie suppurante dont la cicatrisation s'opère comme celle des plaies ordinaires. Mais il ne faut pas oublier que cette cicatrisation ne se fait pas toujours avec une régularité parfaite, et que le travail de réparation peut présenter des péripéties d'une grande gravité. D'autre part, la gangrène n'est pas toujours limitée à la région qu'elle avait envahie d'abord, et il y a des circonstances dans lesquelles elle s'étend indéfiniment. Enfin, le danger est plus grand lorsque la gangrène envahit des tissus plus rapprochés du centre, ou des organes nécessaires à la vie.

TRAITEMENT. — Parmi les médicaments mis en usage contre la gangrène, nous signalerons :

Arsenic dans la gangrène sèche, ou dans celle qui provient d'un état inflammatoire, ou encore si elle succède à une éruption pustuleuse.

China, contre la gangrène des vieillards et celle qui résulte quelquefois d'une brûlure. Ce médicament pourra être employé aussi à l'extérieur pour panser les plaies gangréneuses.

Secale est le médicament de choix contre la gangrène sèche, surtout quand elle siége aux extrémités des membres.

Indépendamment de l'usage des médicaments indiqués ci-dessus, il importe beaucoup de maintenir la plaie gangréneuse dans un état de propreté parfaite ; et pour cela, on changera les pansements aussi souvent que cela sera possible sans trop fatiguer le malade.

Voir page 9 pour le mode d'emploi des médicaments.

GASTRALGIE

Cette affection que l'on désigne aussi par la dénomination de crampes d'estomac est la névralgie de l'estomac. C'est un trouble nerveux avec perturbation des digestions et douleur plus ou moins vive de cet organe.

La gastralgie s'observe dans un grand nombre de circonstances, notamment chez les femmes, et aussi chez les goutteux, les dartreux, etc. L'ingestion fréquente d'aliments âcres ou fortement épicés provoque parfois des crampes d'estomac. Des causes morales, par exemple des chagrins violents et prolongés, peuvent agir aussi dans le même sens.

Le symptôme principal et presque unique est une douleur siégeant dans la région de l'estomac. Cette douleur est spontanée, c'est-à-dire non provoquée par la pression qui, au contraire, la soulage quelquefois. Il est vrai que d'autres malades ne peuvent supporter le moindre contact. La sensation éprouvée par les malades est comparée par les uns à l'effet que produirait un fer rouge ; par d'autres, à un tortillement, à une constriction violente. C'est une douleur extrêmement vive, qui arrache des plaintes aux malades, se propageant parfois dans le ventre, ou bien remontant jusqu'à la gorge où elle produit une sensation brûlante connue sous le nom de pyrosis. L'appétit est quelquefois conservé ; mais il n'est pas rare alors de constater une exacerbation de la douleur pendant la digestion qui est presque toujours troublée. Il y a des hoquets, parfois des nausées et même des vomissements, souvent des éructations et des rapports âcres.

La gastralgie étant souvent sous la dépendance d'une autre affection, sa durée et ses péripéties se trouvent subordonnées alors à la maladie principale dont elle suit les phases. C'est ce que l'on ne doit pas perdre de vue dans le traitement.

Traitement. — Les principaux médicaments usités contre la gastralgie sont les suivants :

Chamomilla quand il y a : gonflement au creux de l'estomac, avec pression comme par une pierre, oppression, haleine courte, aggravation des douleurs après les repas, ou la nuit ; et en même temps grand mal de tête.

Arsenic répond à : douleurs brûlantes avec tendance aux syncopes, face pâle, soif vive ; indiqué spécialement pour le cas où les douleurs reviennent surtout la nuit, et quand le malade est sujet aux dartres.

Nux vomica, lorsqu'il y a : crampes d'estomac, surtout vers la fin de la nuit et le matin à jeûn, avec aggravation des douleurs après les repas, constipation, nausées et même vomissement des aliments. Ce médicament convient surtout chez les sujets forts, à constitution sanguine, avec tendance aux hémorrhoïdes et à l'hypocondrie.

Belladona, le plus souvent chez les femmes ou les personnes délicates et sensibles, et si l'on observe : pression et douleur assez forte pour forcer à retenir son haleine, ou tellement violente, qu'elle fait perdre connaissance et tomber en faiblesse; soif prononcée, avec aggravation des douleurs après avoir bu.

Bryonia convient lorsqu'il y a sensation de gonflement dans la région de l'estomac; douleurs pinçantes et incisives soulagées par la pression, aggravées au contraire par le mouvement ou la marche; constipation, pression des tempes.

Calcarea, surtout chez les personnes à constitution sanguine, ou chez les femmes ayant les règles trop abondantes, surtout s'il y a : douleurs pressives dans l'estomac, aggravées la nuit ou après le repas, souvent avec aigreurs, nausées et vomissement des aliments, souffrances hémorrhoïdaires.

Carbo vegetabilis, quand il y a pression brûlante à l'estomac aggravée par le toucher, répugnance pour les aliments, flatuosités abondantes, constipation.

Pulsatilla si les douleurs sont lancinantes, ou crampoïdes, tant à jeûn qu'après avoir mangé, soif nulle, excepté quand les douleurs sont à leur comble, aggravation des douleurs le soir avec frissons qui augmentent en proportion des douleurs ; goût acide ou amer de la bouche.

Plumbum convient quand on observe: amaigrissement, teinte jaune de la peau, douleurs excessives s'étendant jusqu'au ventre et diminuant par la pression ; vomissement de matières muqueuses, épaisses, transparentes, semblables à du blanc d'œuf ; constipation opiniâtre. Médicament indiqué d'ailleurs quand la maladie est rebelle et dure depuis longtemps.

V. page 9 pour le mode d'emploi des médicaments.

GASTRITE.

La gastrite est l'inflammation de l'estomac. C'est une affection qui se montre fréquemment comme symptôme dans diverses maladies. Elle est aussi le résultat de presque tous les empoisonnements.

A part ces circonstances, il est assez rare de rencontrer des cas de gastrite bien déterminés. Ce que l'on décrit souvent sous ce nom mériterait mieux celui d'embarras gastrique.

Cette forme de la gastrite est ordinairement la suite d'un mauvais régime, et se développe volontiers aussi sous l'influence des excès de table, de la fatigue, ou au contraire par suite du défaut d'exercice. On la voit apparaître fréquemment chez les personnes d'un tempérament bilieux ou lymphatique, surtout au moment du renouvellement des saisons.

Le malade éprouve un malaise général, de la lassitude, de la courbature ; son appétit est diminué ou presque nul ; il éprouve du dégoût pour les aliments : parfois il a des nausées et dans quelques cas des vomissements bilieux. La bouche est pâteuse et amère, la langue chargée d'un enduit jaunâtre et blanc. En même temps, un peu de douleur à la région de l'estomac, des coliques, et quelquefois de la diarrhée, mais plus souvent de la constipation. Cet état persévère pendant une semaine environ ; après quoi tout rentre à peu près dans l'ordre, pour peu que le malade ait pris quelques soins. Dans le cas contraire, la maladie peut s'aggraver et nécessiter un traitement plus ou moins long, ou encore passer à l'état chronique.

La gastrite chronique peut cependant exister d'emblée dans quelques cas. Fréquente dans la première enfance, par suite de l'imprudence déjà signalée dans ce livre, des personnes qui donnent trop tôt aux enfants une nourriture que leur estomac n'est pas encore apte à supporter, la gastrite chronique s'observe aussi chez l'adulte. Elle reconnaît ici à peu près les mêmes causes que l'embarras gastrique, mais agissant alors dans des conditions différentes. Du reste, les symptômes se ressemblent beaucoup, sauf qu'ils persévèrent bien plus longtemps. Remarquons cependant qu'ici le vomissement est extrêmement fréquent. Par suite, le malade maigrit considérablement. Au bout d'un certain temps, la peau prend une teinte pâle et grisâtre. Il y a toujours de la constipation. Cette maladie peut amener la mort par suite de l'épuisement du sujet. Mais la guérison peut être obtenue sous l'influence d'un traitement bien dirigé.

TRAITEMENT. — Les principaux médicaments à employer contre la gastrite sont les suivants :

Aconit au début, surtout s'il y a fièvre inflammatoire et douleurs violentes; ou bien lorsque la maladie est causée par un refroidissement ou par l'ingestion de boissons froides, le corps étant en sueur ; et si la langue est chargée d'un enduit jaunâtre avec goût amer de la bouche et dégoût de tous les aliments, nausées excessives, renvois amers, vomissements verdâtres ou muqueux.

Arsenic, quand on observe la chute rapide des forces, la face pâle, extrémités froides, le malade ayant une forte soif et envie de boire fréquemment, mais peu à la fois, avec goût salé, tranchées et douleurs brûlantes dans l'estomac et le ventre.

Belladona lorsque le cerveau paraît affecté et que par suite il y ait perte de connaissance ou délire.

Ipeca lorsque les vomissements sont fréquents, et si la maladie est venue à la suite d'une indigestion, ou si elle provoque des douleurs violentes.

Antimonium, principalement à la suite d'une indigestion, et quand on observe des hoquets fréquents, une langue chargée ou couverte de vésicules.

Chamomilla, s'il y a odeur fétide de la bouche, tension et pression au creux de l'estomac, renvois ou vomissements verdâtres, amers ou aigus.

V. page 9 pour le mode d'emploi des médicaments.

GOUTTE

La goutte est une maladie constitutionnelle caractérisée par une fluxion douloureuse sur les articulations, principalement celles des pieds et des mains, et par des affections symptomatiques nombreuses, notamment la dyspepsie et la gravelle.

C'est une affection héréditaire dans la très-grande majorité des cas. Plus fréquente, ou mieux, plus fréquemment observée chez l'homme que chez la femme, son développement paraît être favorisé par la bonne chère, l'oisiveté et l'abus des plaisirs. On a remarqué aussi que les attaques sont souvent provoquées chez les goutteux par des émotions morales, des excès, un refroidissement, etc.

La goutte n'éclate guère que dans l'âge adulte. Elle se manifeste alors par des accès qui, incomplets d'abord, s'accentuent ensuite davantage et deviennent de plus en plus fréquents.

Au moment où il s'y attend le moins, et le plus souvent au milieu de la nuit, le malade est réveillé par une douleur intense dans le gros orteil, douleur accompagnée dans bon nombre de cas d'un frisson et suivie d'une fièvre légère. Supportable d'abord, cette douleur devient graduellement intolérable, atroce, au point que le patient ne peut endurer aucune pression, si légère qu'elle soit, pas même le poids du drap qui le recouvre. En même temps, l'articulation envahie devient enflée, rouge et luisante ; le pied participe à cet état de tuméfaction. Parfois la goutte atteint d'emblée les deux pieds, ou passe de l'un à l'autre. Le malade perd complétement le sommeil tant que la douleur existe à l'état aigu. Cet état peut persévérer plusieurs jours pendant lesquels il y a généralement un peu de rémission vers le matin ; le soir, les accidents reparaissent et croissent jusque vers le milieu de la nuit où ils acquièrent leur plus grande intensité. Du quatrième au huitième ou dixième jour, quelquefois davantage, les accès commencent à aller en diminuant, en sorte que au bout de douze à quinze jours environ l'attaque est terminée.

Dans les premiers temps, les attaques sont assez rares, et il se passe même quelquefois plusieurs années avant une nouvelle apparition. Mais ensuite, elles se rapprochent de plus en plus, revenant d'abord deux fois l'an, au printemps et à l'automne. La durée de l'attaque est alors plus longue, mais par compensation la douleur est moins intense. La crise peut ainsi devenir chronique et dégénérer en un état presque habituel. Alors, d'autres articulations et notamment celles des mains, sont prises à leur tour ; il s'y forme des concrétions par suite desquelles les doigts ou les orteils sont déformés et leurs mouvements deviennent de plus en plus limités. Cependant, et malgré quelques affections viscérales concomitantes, comme la dyspepsie, les hémorrhoïdes, les coliques néphrétiques, la santé générale ne paraît pas encore sérieusement compromise.

Il n'en est plus de même si le malade arrive à la période de cachexie. Miné par un amaigrissement graduel et inexorable, en butte à une affection viscérale dont les progrès ne peuvent plus être arrêtés, le goutteux voit alors sa santé décliner de jour en jour. Dans ces circonstances, il se produit quelquefois des métastases ou répercussions sur un organe important, et le malade succombe, par exemple, à une affection du cœur ou du poumon. Dans d'autres cas, il périt par épuisement.

Tels sont les symptômes les plus ordinaires de la goutte. Mais cette maladie revêt diverses formes qui la rendent tantôt plus bénigne, tantôt au contraire plus redoutable, surtout lorsqu'il se présente des complications sur lesquelles nous n'avons

pas le loisir de nous arrêter ici. Citons seulement
la migraine, l'épilepsie, les névralgies, l'asthme,
le catarrhe, les dartres, certaines ophthalmies,
triste cortége d'une affection déjà si grave et si redoutable par elle-même !

TRAITEMENT. — Il importe de considérer ici et
de distinguer les médicaments, suivant qu'on les
donne pendant les attaques, ou dans les intervalles
qui les séparent.

Pendant les attaques, les médicaments auxquels
on devra recourir de préférence sont :

Bryonia qui répond à : souffrances et élancements dans les membres avec douleur insupportable au toucher : aggravation des douleurs la
nuit ; gonflement rouge et luisant des parties affectées.

Arnica quand on observe : douleur avec sensation de meurtrissure dans les membres et les
articulations ; sensibilité exaltée, principalement
aux articulations ; état inflammatoire d'une ou
plusieurs articulations, avec gonflement de la partie affectée.

Sabina convient pareillement contre les douleurs déchirantes et lancinantes des articulations
envahies par la goutte, avec gonflement rouge et
luisant des parties affectées, nodosités et déformation de l'articulation malade ; ces symptômes son

plus accusés dans l'articulation du gros orteil.

China est pareillement indiqué par la douleur avec gonflement des orteils, aggravée par le toucher et le mouvement, reparaissant surtout le soir et la nuit, surtout quand il y a concurremment un mouvement fébrile intermittent; si d'ailleurs on note chez le malade des alternatives de grand appétit et d'éloignement des aliments, des gaz abdominaux et des éructations fréquentes, la constitution hémorrhoïdaire, de l'asthme, des palpitations, des urines rouges avec dépôt briqueté.

S'il importe de soulager le malade pendant les accès de goutte, il n'est pas moins utile de le traiter pendant les intervalles, afin d'empêcher ou au moins d'éloigner le retour des attaques. Dans ce but, on consultera de préférence :

Lycopodium lorsqu'il y a: gonflement inflammatoire des articulations, avec déformation par les nodosités goutteuses, gravelle, pissement de sang.

Rhododendron répond pareillement à : douleurs tractives et fouillantes dans les articulations qui sont rouges et gonflées ; nodosités goutteuses ; les souffrances apparaissent le matin de préférence, et sont ordinairement provoquées par le froid humide.

Sulfur est utile contre : douleur et gonflement

inflammatoire des articulations, particulièrement
du gros orteil, le dégoût des aliments, l'oppression
de la poitrine. Ce médicament convient principalement chez les personnes d'un caractère violent.

V. page 9 pour le mode d'emploi des médicaments.

GRIPPE

C'est une maladie épidémique et contagieuse, caractérisée par un catarrhe des bronches ou une
angine, ainsi que par des douleurs musculaires et
un grand affaiblissement des forces.

Lorsqu'il y a une épidémie de grippe, beaucoup
de gens, sans être atteints, en subissent cependant
indirectement l'influence. Ceux qui sont attaqués
éprouvent d'abord quelques malaises et des douleurs vagues dans les membres, avec un peu de
mal de gorge Puis vient une toux sèche, prélude
des accidents ordinaires de la bronchite. Seulement ici l'inflammation de la membrane muqueuse
des bronches s'accompagne d'une réaction bien
plus intense que ne semblerait devoir l'indiquer
l'état du malade. Ainsi, outre la fièvre qui est assez
forte, on observe de la courbature, des douleurs
musculaires prononcées, du mal de tête, des
crampes qui, par leur force, rappellent presque

celles du choléra. En même temps, la membrane muqueuse du nez et la conjonctive oculaire venant à s'enflammer, il y a rhume de cerveau et ophthalmie concomitante. La voix est rauque, l'oppression prononcée. Puis, vers le quatrième ou cinquième jour, tous les symptômes s'amendent graduellement et finissent par disparaître, du moins dans les cas ordinaires ; le malade peut alors se lever, conservant néanmoins pendant quelque temps encore une toux quinteuse qui ressemble assez à celle de la coqueluche.

Mais les choses ne se passent pas toujours avec cette bénignité, et la grippe se complique parfois de graves accidents. Un des plus redoutables est la fluxion de poitrine qui succède quelquefois insidieusement à l'affection primitive. Dans d'autres cas, on peut redouter le rhumatisme aigu, ou la congestion cérébrale. Enfin la grippe est chez quelques sujets la première manifestation de l'asthme ou de la phthisie pulmonaire.

TRAITEMENT. — Les principaux médicaments à employer contre la grippe sont les suivants :

Aconit, au début de l'affection pendant la période inflammatoire et tant que la fièvre est accentuée ; ou bien quand il y a toux sèche, affection rhumatismale ou mal de gorge.

Arsenic, lorsqu'il y a douleur de tête, rhume

de cerveau avec mucosités corrosives, toux spasmodique avec envie de vomir, et même vomissement ou expectoration de mucosités séreuses.

Belladona, si la toux devient spasmodique, si l'on observe de l'agitation, du délire et des convulsions, si la tête est brûlante.

Causticum, lorsqu'on observe des douleurs rhumatismales dans les membres, et frissonnements s'aggravant à tout mouvement ; toux sèche et violente, s'aggravant la nuit, avec chaleur par tout le corps.

Mercurius, si le malade est tourmenté par des douleurs rhumatismales dans la tête et dans les membres, avec mal à la gorge ; s'il présente des symptômes de pleurésie ou de fluxion de poitrine, saignement de nez, fréquents frissonnements, d'autres fois chaleur avec forte sueur.

Nux vomica, quand la toux est rauque et creuse, qu'il y a violent mal de tête avec pesanteur et vertiges, maux de reins.

Voir page 9 pour le mode d'emploi des médicaments.

GROSSESSE
MALADIES ET ACCIDENTS QUI PEUVENT LA COMPLIQUER

La grossesse étant un état tout à fait naturel ne saurait être considérée comme une maladie. Mais elle peut marcher plus ou moins bien et se compliquer parfois de divers accidents qu'il est bon de connaître, afin de pouvoir y porter remède.

En première ligne, vient la *pléthore*. C'est un état caractérisé par une surabondance de sang dans les vaisseaux. Ce phénomène trouve son explication toute naturelle dans ce fait que la femme enceinte n'a pas ses règles. De là, chez quelques-unes, de la rougeur à la peau, des bouffées de chaleur qui s'étendent du centre aux extrémités, de la somnolence et des vertiges, la rougeur des yeux et de la figure, avec gonflement des veines de cette région. Chez d'autres, il y a de l'oppression, la respiration est difficile et embarrassée; ou bien il existe un vague sentiment de gêne et de pesanteur dans le bas-ventre et dans la région des reins. C'est pourquoi les femmes se faisaient presque toujours autrefois saigner vers le quatrième ou lé cinquième mois de leur grossesse. Aujourd'hui, le plus grand nombre des médecins, même parmi les allopathes, a renoncé à cette pratique qui, l'expérience l'a prouvé, ne procurait qu'une détente passagère et un soulagement momentané. Bientôt les accidents de la pléthore reparaissaient avec plus d'intensité, et l'on n'avait plus alors la ressource de saigner de nouveau, car on se serait alors exposé à trop affaiblir la femme qui a besoin de toutes ses forces pour bien supporter l'épreuve de l'accouchement.

D'ailleurs, la saignée ne fait que développer davantage les tendances à la *chloro-anémie*, autre accident qui se manifeste souvent pendant la grossesse. La chlorose dont il a été parlé plus haut est le contraire de la pléthore, au moins quant à son essence. Mais nous avons vu qu'il y avait une *chlorose des forts* ; et les phénomènes qui la caractérisent simulent assez dans quelques cas ceux de la pléthore, pour en imposer aux gens inexpérimentés. Aussi faut-il une grande attention pour démêler parmi les symptômes observés chez les femmes grosses ceux qui sont réellement le résultat d'une surabondance, ou au contraire d'un appauvrissement du sang.

Les *hémorrhoïdes*, bien que n'existant pas que chez les femmes enceintes, compliquent souvent la grossesse. Il y a même des personnes chez lesquelles les hémorrhoïdes n'apparaissent que pendant la gestation. Il est facile de s'en rendre compte, si l'on remarque que le plus souvent les femmes enceintes sont très-constipées. D'ailleurs, la matrice contenant l'enfant pèse de tout son poids sur les vaisseaux du bas-ventre, et provoque ainsi cette incommodité.

Les *troubles de la digestion* sont fréquents,

surtout pendant les premiers mois. Il y a des femmes dont l'estomac ne peut rien supporter et qui vomissent tous les aliments qu'elles essaient de prendre. Si cela ne durait que quelques jours, il n'y aurait pas à s'en inquiéter beaucoup. Mais ces symptômes persévèrent quelquefois pendant des semaines et des mois, en sorte que la malade serait littéralement exposée à mourir de faim, si l'on ne venait à son secours. Chez d'autres, les troubles digestifs sont moins graves. Elles ont des goûts bizarres, l'appétit capricieux, veulent un jour ce qu'elles dédaigneront le lendemain, et réciproquement. Quelques-unes ont des crampes d'estomac, des rapports acides, des aigreurs, des éructations fréquentes.

Signalons encore comme un des phénomènes les plus fréquents de la grossesse, les *varices* aux jambes, mais seulement pour dire qu'on ne doit rien tenter pour les faire disparaître.

TRAITEMENT. — Les médicaments varient naturellement, suivant les accidents qu'il s'agit de conjurer. Indiquons seulement les principaux :

Aconit qui répond aux cas dans lesquels la circulation du sang ne s'opère pas bien, sera administré avec avantage contre la pléthore des femmes enceintes.

Belladona, toujours en cas de pléthore,

lorsque par suite de cet état il y aura des maux de téte avec bourdonnements d'oreilles, vertiges, tendance à tomber, afflux de sang à la tête.

Nux vomica dans des circonstances ana-.ogues, mais particulièrement lorsque les vertiges ou les vacillements se produisent principalement au grand air ou au soleil, et qu'on éprouve en même temps une sensation de meurtrissure dans le cerveau. Ce médicament est encore très-utile dans la constipation des femmes enceintes, ainsi que contre les hémorrhoïdes qui se produisent à ce moment, et contre quelques maux de cœur des femmes enceintes.

Conium correspond à l'état chlorotique, et de plus aux envies fréquentes d'uriner s'accompagnant souvent de rétention d'urine ou d'une douleur incisive dans le canal de l'urètre.

Ipeca contre les maux de cœur qui signalent ordinairement le commencement de la grossesse, répugnance et dégoût pour tous les aliments, avec goût fade, pâteux et amer dans la bouche. Ce médicament répond encore aux maux de ventre et coliques que l'on observe souvent pendant la grossesse.

Arsenic convient dans des circonstances plus accentuées, alors que les femmes sont sujettes à ces vomissements incoërcibles si difficiles à dompter ; alors surtout que ces vomissements se produisent principalement après avoir bu ou mangé, ou la nuit ; si en même temps on éprouve une sensation de constriction et brûlement insupportable dans l'estomac. Contre les vomissements incoërcibles, on pourra encore consulter les médicaments suivants :

Graphites, lorsqu'il y a vomissement opiniâtre des aliments et ballonnement du ventre après le repas, vomissement de matières acides avec crampes d'estomac et hoquet ; constipation habituelle.

Sepia, quand il y a goût putride ou aigre dans la bouche, renvois fréquents avec nausées, vomissement des aliments accompagné de bile ou de sérosité laiteuse ; douleur au foie, crampes dans le ventre. Médicament utile aussi contre le *masque* des femmes enceintes.

Plumbum, lorsqu'on remarque dans les vomissements des matières verdâtres et noirâtres, avec douleurs violentes dans l'estomac ou le ventre ; constipation ; coliques violentes surtout dans la région du nombril ; expulsion abondante de flatuosités très-fétides, chaudes et même brûlantes.

Chamomilla, quand il y a soif excessive de boissons froides ; envies de vomir après avoir mangé, principalement le matin ; vomissements amers et bilieux, avec gastralgie pressive, comme s'il y avait une pierre dans l'estomac et douleur brûlante au creux de l'estomac.

Veratrum, lorsque les vomissements sont continuels, violents, saccadés, qu'ils sont provoqués par l'ingestion de la moindre goutte de liquide ; et quand en outre on observe des accès d'évanouissement avec prostration des forces, engourdissement des membres et grande angoisse.

Cantharis convient contre la rétention d'urine, quand elle se prolonge longtemps, ou quand il y a douleur cuisante en urinant, crampes dans la vessie ou grande sensibilité de cette région au toucher.

Bryonia est utile contre la constipation des femmes enceintes. Nous avons dit que **nux vomica** remplissait à peu près le même but.

Antimonium sera donné quand il y aura diarrhée avec sécrétion continuelle de mucosités blanc-jaunâtres par l'anus, ou écoulement de sang noir par la même partie, avec brûlement et fourmillement, démangeaison et gerçures au fondement.

Phosphori acidum, pareillement en cas de diarrhée, quand on remarque qu'elle n'affaiblit pas la malade, et quand il y a selles fréquentes de matières non digérées.

Dulcamara, lorsque la diarrhée s'accompagne de tranchées et de vomissements, comme cela arrive après un refroidissement ; lorsque l'on rend des mucosités verdâtres ou brunâtres, surtout la nuit.

Platina, contre les perversions intellectuelles que l'on observe quelquefois alors chez les femmes ; surtout si l'on remarque de la tristesse, une peur excessive de la mort, des pleurs et de l'angoisse, une grande irritabilité alternant avec l'indifférence et l'apathie.

Ignatia, principalement chez les femmes nerveuses et hystériques, si la grossesse rend leur humeur morose et chagrine ; ou bien si l'on observe alternativement des accès de gaieté folle ou de tristesse profonde, avec découragement et grandes appréhensions ; désirs et envies grotesques ; grande impressionnabilité à propos de la moindre chose.

V. page 9 pour le mode d'emploi des médicaments.

HALLUCINATIONS

Les hallucinations sont des sensations par suite desquelles on croit voir, entendre, goûter, sentir ou toucher des objets qui n'existent pas. Il faut prendre garde de confondre l'hallucination avec l'illusion. Entre ces deux erreurs sensoriales, il y a une nuance. Dans l'hallucination, en effet, il n'existe aucun objet extérieur propre à exciter la sensation qui est faussement perçue ; l'illusion, au contraire, ne peut se produire sans la présence d'un objet extérieur. Ainsi, par exemple, un homme qui, plongé dans les ténèbres, croit voir un ennemi, est un halluciné ; tandis qu'il aura une illusion si, voyant un ami ou un parent qui lui sont chers, il croit reconnaître en eux l'ennemi redouté.

Les hallucinations et les illusions sont un des symptômes les plus fréquents de la folie. Toutefois, il faut bien savoir que ces phénomènes ne s'observent pas toujours dans la folie ; et d'autre part il y a des hallucinés qui ne sont aucunement fous.

Les hallucinations peuvent affecter tous les sens, soit à la fois, soit isolément. C'est ainsi que certains hallucinés entendent des voix qui leur donnent des ordres ou des enseignements. D'autres voient la divinité ou au contraire les abîmes infernaux. Bien des visions surnaturelles et des extases n'étaient autre chose que des hallucinations. Quelques malades croient percevoir des saveurs agréables ou immondes ; d'autres se figurent avoir dans le corps des animaux ou des corps étrangers, etc. Il serait impossible d'énumérer les cas nombreux à l'infini des illusions sensoriales qui peuvent se produire chez l'halluciné. Mais on doit dire que le caractère général des hallucinations est d'entretenir le délire et de sérvir de base aux faux jugements et aux idées fixes des aliénés. Elles ont par conséquent une grande influence sur la forme même du délire ; et s'ajoutant les unes aux autres, elles provoquent dans le cerveau des malades une série de conceptions erronées.

TRAITEMENT. — Plusieurs médicaments sont administrés avec succès contre les hallucinations. Nous citerons entre autres :

Cannabis indica est par excellence le médicament homœopathique des hallucinations. On devra donc toujours l'employer, quitte à le laisser de côté pendant quelque temps, afin de ne point user son action, mais pour y revenir ensuite. Des faits nombreux ont démontré l'excellence de cette conduite.

Belladona, lorsque le malade croit voir des spectres ou des animaux féroces qu'il ne peut fuir, et qu'il est agité, inquiet ou irascible, ou qu'il cherche à fuir la société.

Hyosciamus convient lorsque les hallucinations ont lieu la nuit et que le malade croit voir surtout des revenants avec lesquels il s'entretient ou qu'au contraire il cherche à fuir. —**Stramonium** peut être employé dans les mêmes circonstances.

Lachesis est indiqué quelquefois, quand l'halluciné fait souvent abus des alcooliques.

Voir page 9 pour le mode d'emploi des médicaments.

HÉMOPTYSIE OÙ CRACHEMENT DE SANG

L'hémoptysie est une hémorrhagie provenant des voies respiratoires.

On l'observe comme symptôme dans plusieurs affections très-diverses, notamment dans la phthisie pulmonaire. Ceci explique, sans toujours le justifier, le sentiment de terreur et d'angoisse qui saisit le malade ou ses proches chaque fois qu'un crachement de sang a lieu. Ce phénomène résulte quelquefois de violences extérieures. Il se produit aussi chez certaines femmes pendant la grossesse. Les personnes qui exercent une profession exigeant un exercice forcé de la voix ou de violents efforts, comme les chanteurs, les prédicateurs, les avocats, y sont plus prédisposées que d'autres. — L'hémoptysie peut se produire aussi sympathiquement, c'est-à-dire remplacer certaines hémorrhagies normales ou habituelles, par exemple les règles ou les hémorrhoïdes. Disons enfin exceptionnellement ici que bien souvent on rend par la bouche du sang qui ne provient aucunement du poumon, mais bien de l'estomac ou de l'intestin ou même simplement de la gorge ou du nez. Ces hémorrhagies, dont l'origine ne peut guère être diagnostiquée nettement que par un homme de l'art, sont donc dans bon nombre de cas moins dangereuses qu'on n'est porté tout d'abord à le supposer.

L'hémoptysie (simple et non symptomatique) se produit ordinairement après un effort quelconque, le plus généralement après un effort de toux. Le sang pur, vermeil, écumeux, est rendu en petite quantité, ou au contraire s'échappe à flots, par la bouche, et même quelquefois par les narines. Son expulsion peut provoquer le vomissement des matières alimentaires. Il y a généralement plusieurs accès se succédant les uns aux autres, dans l'espace de quelques jours ou même de quelques heures. La quantité de sang rendu alors varie beaucoup, et peut aller jusqu'à plusieurs kilogrammes. Comme toutes les hémorrhagies, celle-ci se complique souvent d'accidents nerveux, accrus ici par la frayeur des malades. Ce sentiment de crainte, trop justifié dans certains cas, n'a pas toujours sa raison d'être, même quand il s'agit d'une hémorrhagie provenant positivement des voies respiratoires. Nous avons vu bon nombre de personnes qui avaient eu des hémoptysies, arriver ensuite à jouir d'une très-bonne santé, à la condition cependant de suivre un bon traitement et de se soumettre au régime qui leur est prescrit.

TRAITEMENT. — Contre les divers crachements de sang, on consultera de préférence les médicaments suivants :

Aconit, lorsque l'on a éprouvé, avant même que l'hémorrhagie se déclarât, une douleur brûlante dans la poitrine, avec battement de cœur, agitation et angoisse ; et si l'expectoration sanguine se trouve excitée par le plus petit effort de toux.

Arnica, utile surtout si l'hémorrhagie est le résultat d'une lésion mécanique, d'une chûte, d'un coup sur la poitrine ou dans le dos ; ou bien si le malade rend facilement un sang noir et en caillots, ou rouge clair écumeux, avec élancement dans la tête en toussant.

China convient surtout pour réparer les forces amoindries par la très-grande quantité de sang perdue: principalement si après l'hémorrhagie il y a frisson alternant avec chaleur passagère, tremblement et obscurcissement de la vue.

Ipeca lorsque, après l'action salutaire d'un autre médicament, il reste encore dans la bouche un goût de sang avec toux fréquente, nausées et faiblesse.

Arsenic, quand il y a grande angoisse avec battement de cœur, insomnie ; chaleur sèche et brûlante ; ou bien quand l'hémorrhagie est violente et abondante.

Belladona, si le malade éprouve dans la gorge un chatouillement perpétuel qui l'excite à tousser et provoque ainsi de nouvelles hémorrhagies; ou bien si la poitrine est le siége de douleurs aggravées par le mouvement.

Dulcamara dans des circonstances analogues; et aussi quand l'hémorrhagie provient d'un refroidissement; ou bien si depuis longtemps le malade est sujet à la toux.

Ferrum, si le sang est rendu après une toux légère et avec peu d'abondance ; si en même temps le malade éprouve de la douleur en arrière de la poitrine entre les deux épaules, avec oppression, surtout la nuit.

Nux vomica convient lorsqu'il y a chatouillement dans la poitrine avec toux fatigante s'aggravant le matin. Médicament utile surtout chez les personnes d'un tempérament vif et emporté, et quand l'hémorrhagie se manifeste par suite

d'une colère, ou bien d'un arrêt de flux hémorrhoïdal, ou encore d'un refroidissement.

Opium, principalement chez les sujets qui s'a-
donnent aux liqueurs spiritueuses, ou bien quand
il y a : expectoration d'un sang épais et écumeux,
étouffement et oppression ; froid aux extrémités,
en même temps que chaleur à la poitrine et au
corps.

Voir page 9 pour le mode d'emploi des médicaments.

HÉMORRHOIDES

Les hémorrhoïdes sont constituées par des
tumeurs sanguines de nature variqueuse, avec
ou sans écoulement de sang, et siégeant à l'extrémité du rectum.

C'est une affection que l'on observe plus généralement dans l'âge mûr, et surtout chez les personnes qui mènent une vie sédentaire et se livrent
avec ardeur aux travaux intellectuels. Mais les
exceptions à cette règle sont cependant nombreuses. Les hémorrhoïdes sont parfois le résultat d'une disposition constitutionnelle très-souvent
héréditaire. Dans quelques cas elles sont symptomatiques d'autres affections, et en particulier de la
goutte. La constipation habituelle et l'usage de

purgatifs répétés les occasionnent quelquefois. Nous avons vu dans un autre article que les femmes enceintes y étaient assez sujettes. Chez d'autres, le flux hémorrhoïdal devient supplémentaire, et remplace plus ou moins complétement certains écoulements physiologiques, notamment les règles.

Pendant un temps plus ou moins long, les malades éprouvent simplement du côté de l'anus un sentiment de pesanteur et de fluxion avec constipation. Les selles sont difficiles, et dans quelques cas accompagnées d'un léger écoulement de sang ou d'un suintement muqueux. D'autres fois, au contraire, le flux sanguin se déclare dès le commencement, et devient tout d'abord le phénomène le plus saillant de la maladie. Lorsque ces fluxions se sont répétées un certain nombre de fois, les veines de la dernière partie de l'intestin se dilatent en ampoules et forment autour de l'anus des tumeurs douloureuses, tantôt placées à l'intérieur de l'intestin (hémorrhoïdes internes), tantôt faisant saillie hors de l'anus (hémorrhoïdes externes) où elles forment un bourrelet tendu et violacé. Ce bourrelet intercepte en partie le calibre de l'intestin et rend la défécation difficile, presque impossible même quelquefois, à cause des atroces douleurs que le malade éprouve alors.

Après avoir persévéré quelques jours, cette turgescence disparaît, soit sous l'influence du traitement, soit par suite d'un flux de sang, et ne laisse autour de l'anus que des replis flasques auxquels on a donné le nom de marisques. Mais d'autres fois, la tumeur, tourmentée par les efforts de défécation, peut s'étrangler et tomber en gangrène, ou devenir le siége d'une inflammation plus ou moins vive qui sert de point de départ à diverses dégénérescences.

Du reste, ces fluxions se répètent à des intervalles rapprochés, quelquefois inégalement, d'autres fois, au contraire, d'une façon périodique. Avec l'âge, les hémorrhoïdes deviennent moins volumineuses, et finissent même par disparaître graduellement chez quelques malades. Mais il en est chez lesquels cette suppression détermine des accidents plus ou moins graves. Dans d'autres cas, l'écoulement du sang par l'anus persévère pendant toute l'existence, et peut constituer une véritable perte qui amène la cachexie et le dépérissement.

TRAITEMENT. — Parmi les nombreux médicaments employés contre les hémorrhoïdes, nous citerons les suivants :

Nux vomica, principalement chez les personnes qui mènent une vie sédentaire, ou qui ont fait abus du café ou des spiritueux, et aussi chez les personnes enceintes, ainsi que cela est indiqué dans un autre article ; et quand on observe : douleur lancinante et démangeaison à l'anus, avec sentiment de constriction, constipation, congestion fréquente à la tête et au ventre, et vertiges.

Arsenic, quand le sang qui s'écoule des hémorrhoïdes est brûlant, et que le malade éprouve en même temps de l'agitation et une grande faiblesse.

Capsicum est utile lorsque les boutons hémorrhoïdaux sont très-gonflés, et que l'on éprouve dans les reins et le dos des tiraillements douloureux, avec tranchées.

Aconit, si l'on observe un mouvement fébrile plus ou moins prononcé, et si les hémorrhoïdes saignent, provoquant à l'anus de l'élancement et de la pression, avec coliques.

Calcarea convient surtout après l'usage d'autres médicaments, si ceux-ci n'ont pas réussi, et quand les hémorrhoïdes saignent fréquemment ou qu'elles résultent de la suppression d'un flux habituel chez le malade.

Carbo vegetabilis réussit contre le gonflement volumineux des boutons hémorrhoïdaux, et quand il y a de forts maux de reins, brûlement et douleurs rhumatismales dans les membres, constipation avec selles brûlantes, écoulement de sang, congestion fréquente à la tête et saignement de nez.

Chamomilla, lorsque les hémorrhoïdes sont fluentes et provoquent dans le ventre des douleurs compressives, avec besoin fréquent d'aller à la selle, diarrhée brûlante et corrosive et maux de reins ; ou encore si l'anus est le siége de crevasses ulcérées et douloureuses.

Ignatia, quand l'intérieur même de l'intestin rectum est le siége de fourmillements et d'élancements douloureux, avec grand écoulement de sang ou de mucosités.

Sulfur, lorsque l'on voit la constipation alterner avec la diarrhée, et qu'il y a : sensation d'érosion avec prurit et élancements à l'anus, congestion fréquente à la tête, palpitations de cœur, difficulté d'uriner, suintement et brûlement des tumeurs hémorrhoïdales.

Phosphorus correspond à un écoulement considérable de sang par l'anus, pendant et après les selles, avec désir fréquent mais rarement suivi d'effet, d'aller à la garde-robe.

Sabina, particulièrement chez les femmes dont les règles sont trop fortes, sera d'une grande utilité aussi contre les hémorrhagies souvent dé-

bilitantes occasionnées par les hémorrhoïdes.
V. page 9 pour le mode d'emploi des médicaments.

HÉPATITE OU INFLAMMATION DU FOIE

Maladie assez rare dans nos climats et que l'on n'observe guère que dans les pays chauds, l'hépatite peut résulter quelquefois de violences extérieures. Nous n'en dirons que quelques mots.

Le malade éprouve dans la région du foie une douleur augmentée généralement par la pression. La peau présente souvent une teinte jaunâtre. La maladie peut persévérer pendant deux ou trois semaines et s'amender ensuite. Dans d'autres cas, au contraire, les symptômes fâcheux s'accusent de plus en plus; des abcès se forment dans l'organe enflammé et provoquent les plus graves désordres en se faisant jour dans l'intestin ou dans les bronches. La constitution s'épuise et le malade succombe.

TRAITEMENT. — Bien que cette maladie soit rarement observée dans nos climats, nous donnerons cependant ici quelques indications du traitement à employer contre elle.

Aconit convient ici comme dans toutes les inflammations, au début, quand il y a un mouvement fébrile prononcé.

Belladona est utile pour combattre les douleurs vives, superficielles, élançantes, siégeant au foie, et se propageant jusqu'à l'épaule et au cou du côté malade, surtout lorsque ces couleurs augmentent par la toux, le mouvement, la respiration, le toucher.

Bryonia est un médicament indiqué surtout quand l'inflammation du foie survient à la suite d'un refroidissement, et si l'on observe : de l'oppression, de la constipation, en même temps que des symptômes légers de jaunisse.

Nux vomica, quand il y a : douleur vive à la région du foie, goût aigre ou amer dans la bouche, nausées et vomissements, constipation, soif, manque d'appétit, oppression, pouls dur et fréquent, avec cette particularité que les symptômes s'exaspèrent généralement le matin.

Mercurius correspond à : douleurs violentes à la région du foie, bouche amère, manque d'appétit, coloration jaune de la peau très-prononcée, frissons et fièvre, impossibilité de se coucher sur le côté droit.

V. page 9 pour le mode d'emploi des médicaments.

HERPÈS

C'est une éruption de vésicules rassemblées en groupe sur une base enflammée, et présentant une ou plusieurs surfaces bien circonscrites séparées entre elles par des intervalles où la peau est saine.

L'herpès se montre quelquefois à la suite d'un mouvement de fièvre éphémère, ou sous l'influence d'une irritation locale ; il est souvent engendré par la malpropreté. Il occupe de préférence les lèvres ou la face, ou encore les parties génitales. Les vésicules se développent successivement dans un ou plusieurs groupes, et se rompent ensuite ; elles laissent alors écouler le liquide un peu trouble qu'elles contenaient et qui, en se desséchant, forme une croûte jaune ou brune. Cette croûte en tombant laisse la peau colorée en rouge pendant un temps plus ou moins long. Chaque groupe d'herpès parcourt des périodes de huit ou dix jours ; mais plusieurs groupes peuvent se former successivement. La durée de la maladie est alors plus considérable.

Le *Zona* est une variété de l'herpès. Il présente cette particularité qu'il suit exactement le trajet d'un nerf et qu'il dessine sur la partie du corps qu'il occupe une demi-ceinture s'arrêtant en avant et en arrière sur la ligne médiane. Le plus souvent il siége à la base de la poitrine, quelquefois au cou, dans d'autres cas à la région des reins. L'éruption est accompagnée, parfois même précédée et suivie pendant un temps plus ou moins long, d'une véritable névralgie du nerf dont l'éruption suit le trajet. Cette névralgie détermine des troubles variés des fonctions digestives. Du reste, l'éruption suit la marche ordinaire de l'herpès.

TRAITEMENT. — Les principaux médicaments à employer contre l'herpès sont les suivants :

Mercurius qui correspond à des éruptions dartreuses et pruriteuses, suintantes et se recouvrant de croûtes.

Rhus est indiqué dans les affections vésiculeuses et croûteuses, et agit pareillement contre la démangeaison vive qui les accompagne souvent. Ce médicament convient encore contre le zona, dont il reproduit en effet les principaux phénomènes, et principalement lorsque l'éruption apparaît au printemps ou à l'automne.

Croton tiglium, lorsqu'il y a prurit et ardeur à la peau, surtout aux mains, qui sont couvertes de vésicules.

Causticum convient aussi dans les affections vésiculeuses, pruriantes et humides.

Arsenic contre l'herpès avec phlyctènes qui crèvent et passent à l'état d'ulcères rongeants se couvrant de croûtes.

Graphites contre le zona, surtout lorsqu'il siége au ventre et au dos, et que les démangeaisons se font sentir de préférence le soir ou la nuit.

V. page 9 pour le mode d'emploi des médicaments.

HYDROPISIE

On donne généralement le nom d'hydropisie à tout épanchement de liquide aqueux dans une cavité quelconque du corps ou dans le tissu cellulaire. Mais nous n'entendons parler ici que de l'hydropisie du ventre, désignée en médecine par le nom d'*ascite*

Cette hydropisie apparaît comme symptôme ou comme complication dans différentes affections, notamment dans les maladies du cœur, du foie, des reins, de la rate. Mais il est cependant des cas où l'ascite est indépendante de toute autre maladie. On la voit alors se produire à la suite d'un brusque refroidissement, après l'ingestion de boissons glacées.

Elle peut être occasionnée aussi par la suppression du flux menstruel ou hémorrhoïdaire, par l'abus des purgatifs, par des violences extérieures. Quelquefois l'ascite a été la conséquence d'une mauvaise hygiène.

L'épanchement aqueux s'opérant graduellement n'est pas toujours soupçonné d'abord, parce que n'existant alors que dans le bas-ventre, il ne s'élève guère au dessus de la partie osseuse du bassin. Mais bientôt l'augmentation de volume de .l'abdomen et la gêne qui en résulte attirent l'attention du malade. Plus tard, il devient facile de constater la présence du liquide en percutant le ventre. La sérosité s'accumulant de plus en plus, comprime les organes avec lesquels elle se trouve en rapport : il en résulte des troubles profonds dans les fonctions digestive et respiratoire. L'oppression peut devenir telle, que la suffocation soit imminente. Toutefois, les symptômes ne présentent pas toujours une intensité aussi grande. L'ascite, d'ailleurs, décroît quelquefois, pour reparaître ensuite, présentant ainsi des alternatives assez marquées. Ce n'est que plus tard que la maladie devient permanente.

La durée de l'hydropisie est en général fort longue. Lorsqu'elle est sous la dépendance d'une autre affection elle en suit généralement les phases ;

et alors il n'est que trop fréquent de voir les choses mal tourner. Mais dans les autres cas la terminaison est habituellement heureuse, et se manifeste le plus souvent par des crises. Ce sont des évacuations excessivement abondantes par les urines, les sueurs ou les selles, quelquefois le liquide se fait jour à travers les parois de l'abdomen, et s'écoule ainsi au dehors.

TRAITEMENT. — Les principaux médicaments que l'on emploie contre l'hydropisie sont les suivants :

Arsenic, très-utile dans toutes les circonstances où la sérosité s'accumule dans n'importe quelle partie du corps. Ce médicament est quelquefois héroïque dans l'ascite, même arrivée au dernier degré et s'accompagnant de suffocation et danger d'asphyxie, par suite du gonflement énorme du ventre.

China remplit ici les mêmes indications que dans certaines hémorrhagies ou pertes d'humeurs. Il est utile surtout contre le dépérissement la cachexie, l'amaigrissement squelettique que l'on a trop souvent occasion d'observer chez les hydropiques.

Helleborus niger convient surtout dans les hydropisies qui proviennent de la répercussion de certaines éruptions, par exemple la miliaire, la

12.

scarlatine. Ce médicament est indiqué principalement au début du traitement, et plus spécialement s'il y a de la fièvre avec froid.

Mercurius, lorsque l'hydropisie détermine une grande sensibilité du ventre au toucher, avec borborygnies et gargouillement à l'intérieur, sensation de froid avec coliques suivies quelquefois de selles muqueuses ou sanguinolentes.

Pulsatilla est utile principalement lorsque l'hydropisie existe chez une personne du sexe féminin mal réglée, spécialement lorsque ceci a lieu au moment de la puberté ou quelquefois à l'âge critique, et quand la maladie provoque des hoquets et des renvois, des régurgitations d'aliments avec nausées et quelquefois vomissements.

Kali carbonicum est utile aussi dans l'hydropisie, quand il y a douleur du ventre, avec renvois fréquents et régurgitations aigres ; crampes d'estomac, fort ballonnement du ventre.

Sepia, lorsque l'accumulation de liquide dans le ventre paraît y provoquer des crampes et des coliques, comme si les intestins étaient tordus : tiraillements au creux de l'estomac, avec sensation brûlante dans cette région, et quelquefois vomissement et pituite.

V. page 9 pour le mode d'emploi des médicaments.

HYPOCONDRIE

Affection caractérisée par divers troubles des fonctions vitales, par une tristesse et une préoccupation anxieuse et par une tendance à la mélancolie qui porte les malades à s'exagérer leurs souffrances.

L'hypocondrie existe comme symptôme dans la goutte et la maladie hémorrhoïdaire, ainsi que dans diverses affections viscérales. Souvent héréditaire, on l'observe plus fréquemment chez l'homme que chez la femme, principalement à la puberté et à l'âge de retour. Les professions sédentaires qui n'exercent que l'intelligence, l'oisiveté, le célibat, favorisent le développement de cette maladie.

Les troubles des fonctions digestives sont un des phénomènes les plus accusés de l'hypocondrie. Les digestions sont difficiles et provoquent le développement de gaz très-abondants qui sont expulsés par des éructations fréquentes ; d'autres fois ces gaz retenus à l'intérieur causent aux malades une gêne extrême. Des douleurs se font sentir dans l'estomac et jusque dans le dos. La constipation existe presque constamment. Le visage, généralement pâle, rougit facilement sous l'influence d'une digestion pénible. Souvent il y a de l'oppression, des palpitations de cœur et de violentes douleurs de tête. En même temps, les malades sont tourmentés par des craintes et des préoccupations plus ou moins chimériques, mais qui ne sont pas toujours relatives à l'état de leur santé. En proie à de longues insomnies, ils éprouvent de fréquentes lassitudes et deviennent quelquefois à la longue paresseux et apathiques. Si cette situation se prolonge, il se déclare un amaigrissement qui fait des progrès plus ou moins rapides, et le malade tombe dans un état cachectique qui peut amener une issue fatale. Toutefois, la guérison peut être obtenue, et l'un des premiers signes qui permet de l'espérer est le rétablissement des fonctions digestives. Mais lors même que le malade est revenu à la santé, il faut toujours surveiller son état, car les rechutes sont fréquentes. Lorsque la cause de l'hypocondrie est accidentelle et la maladie récente, la guérison définitive peut être obtenue plus facilement.

TRAITEMENT. — L'hypocondrie réclame l'usage d'un certain nombre de médicaments. Indiquons les principaux.

Nux vomica, particulièrement chez les gens qui sont naturellement ou sont devenus irascibles; chez ceux qui ont fait abus du café et des liqueurs fortes et commis des excès. Ce médicament convient aussi quand il y a paresse et dégoût de tout mouvement, inaptitude aux travaux intellectuels ; constipation, endolorissement de la région des hypocondres, disposition aux hémorrhoïdes.

Sulfur, chez les gens scrupuleux ou tatillons, dont l'esprit est porté à se préoccuper d'une foule de menus détails, et qui sont en toutes choses indécis et irrésolus ; quand le moindre travail d'esprit provoque une grande fatigue intellectuelle ; si le malade a une tendance manifeste à se considérer comme très-malheureux ; s'il éprouve de violents maux de tête et de la pression dans la région de l'estomac.

Calcarea est souvent indiqué après sulfur. Ce médicament convient d'ailleurs chez les sujets à tempérament sanguin, gras et même obèses, et dont l'intelligence paraît en raison inverse de leur embonpoint.

Sabadilla correspond à une grande exaltation d'esprit avec imagination erronée qui fait trouver et voir des symptômes qui n'existent aucunement. Par exemple, les malades croient qu'ils sont à l'état de cadavre, ou que leur estomac est ulcéré, ou que leur ventre est aplati, etc.

Arsenic, quand il y a découragement, désespoir, dégoût de la vie, penchant au suicide ; ou, au contraire quand le malade éprouve une très-grande crainte de la mort qu'il considère comme prochaine. En un mot, ce médicament correspond aux idées de mort, soit qu'on la désire, soit qu'on la redoute. -

Staphysagria, lorsqu'à l'humeur hypocondriaque se joint une certaine indifférence pour diverses choses, une grande susceptibilité de caractère, de la tristesse avec crainte sur l'avenir.

Platina, si l'on observe de la tristesse et des pleurs alternant avec une grande gaieté ; de l'angoisse avec peur excessive de la mort, battement de cœur et gêne de la respiration ; terreur qui fait considérer comme des ennemis tous ceux qui approchent.

Hepar sulfuris, quand il y a insomnie prolongée, tristesse et envie de pleurer, angoisses et grandes appréhensions, exaltation poussée quelquefois au point de chercher à se détruire ; dépit et emportement ; faiblesse de la mémoire.

Les médicaments ne suffisent pas dans l'hypocondrie. Il faut encore faire suivre au malade un traitement hygiénique et moral dont la direction sera confiée au médecin.

V. page 9 pour le mode d'emploi des médicaments.

HYSTÉRIE

L'hystérie est une maladie nerveuse propre an sexe féminin, se manifestant par des accès spasmodiques et convulsifs plus ou moins fréquents.

Cette affection se déclare quelquefois au moment de la puberté chez la jeune fille ; c'est en général de vingt à vingt-cinq ans qu'on l'observe le plus fréquemment. Il est incontestable qu'elle se développe de préférence chez les sujets dont l'intelligence ou l'imagination ont été vivement surexcitées, soit par l'éducation, soit par la lecture, les spectacles, le monde, etc. Une attaque d'hystérie peut être déterminée par une émotion violente, agréable ou pénible. La maladie peut résulter aussi d'une affection ou d'une lésion quelconque des organes génitaux. Dans quelques cas, on a cru pouvoir l'attribuer à l'excitation du sens génésique chez la femme. Rien n'est moins prouvé que cette hypothèse.

Une attaque d'hystérie est souvent précédée de quelques symptômes précurseurs, malaise général, fatigue de l'esprit et du corps, angoisse. Bientôt la tension nerveuse est telle, que la crise se déclare. La malade tombe tout à coup en poussant des cris

aigus, les membres agités de mouvements irréguliers en tous sens. Sa respiration est difficile et
laborieuse, et elle éprouve la sensation d'un corps
étranger affectant à peu près la forme d'une boule,
qui remonterait du ventre le long du cou jusque
dans la gorge, déterminant un sentiment de suffocation et d'étranglement. Ce symptôme est désigné sous le nom de boule hystérique. Souvent les
mâchoires sont serrées, la tête renversée en arrière. La voix est rauque, la parole difficile ; les
malades profèrent des cris plaintifs qui parfois
ressemblent au hurlement du loup ou à l'aboiement du chien. Du reste, aucun indice de fièvre.
Certaines malades perdent complétement connaissance ; d'autres, au contraire, conservent le sentiment entier de ce qui se passe. Dans les cas les
plus heureux, l'attaque ne dure que quelques minutes ; mais on en a vu durer plusieurs heures.
La fin de l'accès s'annonce ordinairement par une
explosion de pleurs, ou par des éclats de rire incoërcibles, ou enfin par ces deux choses alternativement. En même temps, les malades rendent une
grande quantité d'urine claire, presque aussi lim-
pide que de l'eau. Pendant un temps variable après
l'accès, il y a de l'abattement ; mais bientôt la
malade revient à son état de santé habituel.

Les attaques se reproduisent à des époques variables. Dans les intervalles qui les séparent, les sujets présentent ordinairement les apparences de la santé, à part quelques symptômes sur lesquels nous n'avons pas le loisir de nous appesantir ici.

L'hystérie peut persévérer indéfiniment, sans présenter d'ailleurs aucun danger pour la vie, au moins dans sa forme la plus simple. Mais c'est une affection désagréable, pénible, et qui préoccupe beaucoup les femmes. D'ailleurs, de la forme grave de la maladie peuvent résulter des complications plus ou moins redoutables qu'il importe de prévenir et d'empêcher.

TRAITEMENT. — Il faut distinguer dans l'hystérie le traitement de la maladie et le traitement des accès.

Ignatia est un des principaux médicaments que l'on emploie contre l'hystérie. Il répond à : tristesse et chagrin concentré avec soupirs et pleurs involontaires, oppression à la poitrine, constriction de la gorge, faiblesse et accès d'évanouissement. Il est encore indiqué par les douleurs d'estomac et de la tête, les paralysies, l'anxiété que l'on observe chez beaucoup d'hystériques.

Tarentula correspond à peu de chose près aux mêmes symptômes : pleurs et rires alternant et sans motif, mélancolie, palpitations ; besoin de mouvement, etc.

13

Aurum contre les maux de tête hystériques avec vertige ; ou les douleurs pressives, surtout quand elles siégent au front, à la racine du nez et dans les parties latérales de la tête.

Assa fœtida correspond aux symptômes convulsifs de l'hystérie, et particulièrement à la boule qui semble remonter du ventre jusque dans la gorge, avec sensation de constriction et d'étouffement.

Conium est indiqué par les démangeaisons dans les parties génitales, et quand il y a suppression des règles, pertes blanches, lassitude dans les membres, battements de cœur.

Natrum muriaticum contre la faiblesse générale si fréquente chez les hystériques, s'accompagnant de pâleur du visage, accès d'évanouissement, avec rêves agités et anxieux, paroles pendant le sommeil, tendance au somnambulisme, douleur lancinante dans un côté de la tête.

Valeriana est indiquée par les coliques et les maux de tête, les douleurs de côté ; grande anxiété morale alternant quelquefois avec la surexcitation ; tendance aux hallucinations.

Moschus correspond à l'état convulsif avec arrêt de la respiration par suite de constriction du larynx, battement de cœur, obscurcissement de la vue, fixité du regard.

Platina dans les cas fort rares où il y a très-grande surexcitation des organes génitaux ; et quand on observe en outre de l'oppression, de l'anxiété, une impressionnabilité excessive avec tendance aux larmes pour la moindre cause et quelquefois sans motif aucun.

Ces divers médicaments, et quelques autres que nous n'avons pu indiquer ici, devront être combinés diversement, suivant les conditions dans lesquelles se trouvera la malade.

Est-il besoin d'ajouter que l'action des médicaments devra ici encore être beaucoup aidée par un traitement moral et hygiénique ? Les moyens à employer seront de deux sortes. D'abord, pour prévenir, autant que possible, l'éclosion de cette maladie, souvent héréditaire, on fera sagement de confier à une nourrice les filles de femmes hystériques. Plus tard « on éloignera 'ce qui pourrait « exciter le système nerveux ou exalter l'imagi- « nation ; on proscrira donc la musique, les re- « présentations théâtrales, la lecture de romans « passionnés. En même temps, il faudra donner « aux femmes des occupations multipliées, tout en « veillant à ce que cela n'engendre pas une trop « grande contention d'esprit ; des promenades

« fréquentes, l'exercice poussé jusqu'à la fatigue,
« l'usage de la gymnastique, auront de grands
« avantages ; car on arrive ainsi à distraire l'es-
« prit de ses préoccupations, en même temps que
« l'on raffermit la constitution. Il est très-impor-
« tant de ne pas rester trop longtemps au lit, de
« ne prendre que le repos strictement nécessaire,
« afin que, pendant ce temps, l'imagination ne
« travaille pas. La nourriture sera saine et conve-
« nable ; mais il est très-recommandé d'éloigner,
« autant que possible, les substances excitantes :
« le thé, le café, les alcooliques, etc. On fera de
« même, si la malade éprouve de la répugnance
« pour certains mets, ou les digère difficilement.
« Il est à peine besoin d'ajouter que l'on devra
« éviter, autant que possible, toutes les émotions
« morales vives, les contrariétés, les frayeurs,
« etc. » [1].

On a quelquefois conseillé le mariage comme
devant modifier avantageusement la condition des
femmes hystériques. Je ne discuterai pas ici cette
opinion dont l'examen nous entraînerait trop loin.
Je l'ai d'ailleurs exposée aussi complétement que
possible dans mon *Traité des maladies des*

1. Extrait du *Traité des maladies des femmes et des
jeunes filles*, par P. Landry, 3ᵉ édition, article *Hystérie*,
p. 189.

femmes, auquel je renvoie le lecteur. Il faut être extrêmement prudent relativement à cette grave question du mariage des hystériques.

V. page 9 pour le mode d'emploi des médicaments.

INDIGESTION

L'indigestion est une suspension des fonctions de l'estomac qui rejette les aliments qu'il ne peut digérer.

L'indigestion est quelquefois provoquée par des excès de table ; mais elle peut provenir aussi de causes indépendantes de la volonté, par exemple l'ingestion d'aliments indigestes ; et il ne faut pas oublier que telle substance parfaitement innocente pour un individu ne vaut rien pour un autre, et réciproquement. La disposition d'esprit, certaines influences morales, une vive émotion, peuvent aussi déterminer une indigestion. L'action du froid ou de la chaleur occasionnent souvent le même résultat, témoin les personnes qui prennent des bains chauds ou froids peu de temps après avoir mangé. Enfin, il y a des estomacs tellement faibles, que le moindre écart, le plus petit changement dans les habitudes, peuvent provoquer chez eux des troubles notables dans les fonctions digestives.

Les symptômes de l'indigestion sont bien connus. Quelque temps après le repas, le malade éprouve un malaise général et un sentiment de froid. Puis viennent des rapports aigres et nidoreux, avec goût d'œufs pourris, nausées, et enfin le vomissement des matières contenues dans l'estomac. Le malade éprouve alors un soulagement immédiat. Puis il a des gargouillements dans le ventre et des coliques qui provoquent de la diarrhée. Ces symptômes persévèrent pendant quelques heures; après quoi, la maladie est terminée, laissant seulement pour le lendemain un peu de douleur de tête et de sensibilité à la région de l'estomac.

Généralement peu inquiétante, l'indigestion présente cependant une gravité exceptionnelle chez le vieillard. Elle peut alors déterminer des accidents apoplectiformes, et dans certains cas occasionner la mort du malade.

TRAITEMENT. — L'indigestion légère cède généralement à la diète et au repos. Dans les cas plus graves, il est utile de recourir à divers médicaments, parmi lesquels nous citerons:

Ipeca. Ce médicament correspond en effet aux symptômes les plus accentués de l'indigestion : nausées et vomissements, avec diarrhée, malaise général, pâleur et refroidissement.

Pulsatilla convient principalement lorsque l'indigestion a été causée par des aliments gras et lourds, tels que la pâtisserie et la viande de porc ; et aussi quand la bouche contient et laisse écouler une salive douceâtre et aqueuse.

Arsenic est mieux indiqué, si l'indigestion a été provoquée par des acides ou des fruits, des liquides froids ou des glaces.

Tartarus est le médicament auquel on devra recourir dans la forme grave de l'indigestion, lorsque l'on peut avoir à redouter quelques symptômes d'apoplexie.

V. page 9 pour le mode d'emploi des médicaments.

JAUNISSE

Affection caractérisée par la coloration jaune de la peau et des urines, et la teinte grisâtre des matières fécales. Dans le langage médical, jaunisse et ictère sont synonymes.

La jaunisse résulte de toute cause pouvant empêcher le libre écoulement par ses voies naturelles de la bile, qui se répand alors par d'autres issues et communique ainsi aux téguments la coloration caractéristique que l'on connaît. Elle peut survenir à la suite d'une violente émotion, ou résulter de l'impression vive du froid ou de la chaleur. L'ictère est quelquefois aussi le symptôme d'une maladie des organes digestifs ou respiratoires. Mais on l'observe surtout dans les affections du foie.

La teinte ictérique apparaît en général d'abord à la conjonctive oculaire, ce que l'on appelle ordinairement le blanc des yeux ; puis elle se répand graduellement sur le corps, en occupant d'abord les parties supérieures qui sont ordinairement le plus fortement colorées. Rarement, mais quelquefois, la jaunisse n'occupe qu'une étendue partielle. Dans quelques cas moins fréquents qu'on ne le pense généralement, les malades voient tous les objets en jaune. Quand la coloration jaunâtre tend à disparaître, elle suit une marche inverse à celle de son développement, c'est-à-dire que les parties atteintes les premières sont les dernières abandonnées. Pendant la maladie, les urines offrent une teinte jaune-rougeâtre et déposent considérablement. Les matières fécales présentent une coloration grisâtre à peu près analogue à celle de l'argile.

La jaunisse produit peu de réaction sur l'économie, dans les cas ordinaires. Ainsi, on note peu de fièvre ; parfois il y a de la douleur au ventre, surtout du côté droit, des nausées et des vomisse-

ments. La durée de cette affection est en général
de deux à trois semaines. La guérison est la terminaison ordinaire. Toutefois, l'ictère emprunte
dans certains cas aux maladies dont il est le symptôme une gravité toute particulière. C'est alors
l'*ictère grave* qui s'accompagne de phénomènes
souvent foudroyants, et emporte quelquefois le
malade en peu de jours.

TRAITEMENT. — La jaunisse réclame l'emploi
de plusieurs médicaments. Citons les principaux :

Mercurius correspond au principal et à vrai
dire presque unique symptôme de la jaunisse.
Aussi dans beaucoup de cas ce médicament suffit-
il seul et sans l'adjonction d'aucun autre.

China est indiqué pour le cas où le médicament précédent ne produirait pas les résultats
qu'on en attend. Il sera utile en outre lorsque la
jaunisse s'accompagne de diarrhée, ou s'il y a une
douleur au foie s'aggravant à la pression.

Lachesis au contraire sera utile contre la
jaunisse avec constipation ; et quand le malade
éprouve dans la bouche un goût acide ou sucré,
et une grande soif.

Digitalis, lorsque l'on observe chez le malade
des vomissements et de la diarrhée ressemblant à
celle du choléra.

Bryonia, si les vomissements se produisent
13.

immédiatement après que les aliments ont été pris.

Aconit en teinture mère sera donné contre l'ictère grave.

V. page 9 pour le mode d'emploi des médicaments.

LICHEN

C'est une inflammation de la peau, caractérisée par une éruption de papules rougeâtres ou de la couleur de la peau, le plus souvent disposées en groupes, mais quelquefois éparses sur une région ou sur toute la surface du corps. Ces papules sont mélangées à des vésicules et à des pustules ; le tout présente une surface suintante et croûteuse, ce qui rapproche le lichen de la dartre humide et de l'eczéma. L'éruption lichenoïde s'accompagne aussi de démangeaisons insupportables; et souvent les malades s'écorchent avec leurs ongles ou des brosses dures, espérant trouver ainsi quelque soulagement. Le lichen à sa période d'état présente trois caractères distinctifs : la rudesse de la peau, l'augmentation de son épaisseur et l'exagération de ses rides. La durée du lichen, bornée dans quelques cas très-rares, à une ou deux semaines, est le plus généralement de plusieurs mois et même de plusieurs années, surtout si l'on n'a pas recours à un traitement bien dirigé. Il y a parfois des rémissions qui font espérer la guérison, mais ces rémissions ne sont que temporaires, et le mal reprend bientôt avec une nouvelle intensité, jusqu'à ce qu'enfin il soit définitivement dompté.

TRAITEMENT. — Contre le lichen, plusieurs médicaments sont mis en usage. Voici les plus importants :

Arsenic qui correspond à : peau comme du parchemin, avec élancements, prurit et brûlement violent; éruptions rouges et blanches avec boutons conoïdes.

Conium répond pareillement aux symptômes suivants : éruption à la peau de boutons assez semblables à ceux de la gale miliaire, avec élancements et violente démangeaison.

Dulcamara, lorsque l'éruption devient suintante après qu'on a gratté plus ou moins sa surface.

Sulfur, comme dans la plupart des affections dartreuses de la peau. De plus, ce médicament paraît indiqué ici plus particulièrement lorsque le lichen survient pendant la dentition.

Carbo vegetabilis, chez les sujets qui éprouvent une démangeaison plus violente par la chaleur du lit, surtout le soir.

Phosphori acidum lorsque les boutons, réunis en groupe, laissent écouler une sérosité qui se dessèche et forme croûte ; en même temps que le malade éprouve constamment un prurit insupportable.

V. page 9 pour le mode d'emploi des médicaments.

LUMBAGO

Affection à forme rhumatismale, caractérisée par une douleur plus ou moins vive dans la région lombaire ou des reins. Cette douleur est souvent si violente, que le malade est obligé de garder le lit et de rester dans l'immobilité, afin de ne pas réveiller ses souffrances en changeant de position. Lorsque le lumbago se présente avec cette acuité, on observe quelquefois de la fièvre. Mais souvent le lumbago se montre à l'état chronique, et alors la douleur est moins vive. Mais il survient de temps en temps des exacerbations qui se calment après un ou plusieurs jours, et la maladie reprend sa marche chronique. Elle peut durer ainsi indéfiniment pendant plusieurs années, sans intéresser d'une manière sérieuse la santé générale, mais néanmoins fatigant beaucoup le malade.

TRAITEMENT. — Parmi les médicaments recommandés contre le lumbago, nous citerons :

Nux vomica est le premier remède que l'on doit toujours consulter de préférence, surtout chez les personnes qui ont des hémorrhoïdes; et quand à la douleur se joint une sensation d'engourdissement ou de la faiblesse dans les membres inférieurs.

Rhus convient lorsque l'on éprouve dans la partie affectée du fourmillement, de la tension des muscles et une douleur ressemblant à celle produite par le déboîtement d'un membre; et quand le mal a été déterminé par un effort plus ou moins violent.

Arnica répond à peu près aux mêmes indications, mais ne devra être mis en usage que si **rhus** ne réussissait pas.

Bryonia est utile quand le lumbago est venu à la suite d'un refroidissement, et que le moindre mouvement aggrave la douleur.

V. page 9 pour le mode d'emploi des médicaments.

MÉNINGITE OU FIÈVRE CÉRÉBRALE

C'est l'inflammation des méninges ou enveloppes du cerveau.

Cette maladie présente plusieurs variétés,

d'après son siége, ou suivant la cause qui la produit. Nous ne parlons ici que de la méningite simple, plus généralement désignée sous le nom de fièvre cérébrale. Nous dirons ensuite quelques mots de la méningite tuberculeuse.

Or, la fièvre cérébrale se développe quelquefois secondairement dans le cours du rhumatisme articulaire aigu. On la voit survenir aussi comme complication dans l'érysipèle de la face, ou dans les fièvres graves. On l'observe plus fréquemment dans l'enfance et la jeunesse. Elle peut résulter d'une chûte sur la tête, d'une contusion ou d'une fracture du crâne ou encore survenir après un coup de soleil, surtout au moment des premières chaleurs.

Cette maladie débute d'ordinaire brusquement. Il y a d'abord une violente douleur de tête qui arrache des cris au malade. Bientôt surviennent de l'agitation et du délire, quelquefois furieux, alternant avec de la somnolence. Les yeux sont très-sensibles à la lumière. Les pupilles sont ordinairement dilatées; souvent il y a du strabisme. Plus tard, on observe des contractions et des convulsions ; les yeux sont hagards et brillants, et la face exprime les sentiments les plus divers. Il y a des vomissements souvent bilieux, de la constipation, une fièvre intense et une grande chaleur à la peau. La maladie a une marche aiguë et continue, offrant toutefois de temps en temps des exacerbations. La terminaison est funeste, après une durée généralement courte. Les cas de guérison sont assez rares.

La méningite tuberculeuse est une affection symptômatique de la scrofule, et se produit plus particulièrement, sinon toujours, chez les phthisiques. Ici encore, la maladie sévit plus particulièrement chez les enfants, et la guérison est bien rare. Toutefois, on peut arriver à force de soins à obtenir une rémission considérable de tous les symptômes, une sorte de guérison temporaire qui peut durer des mois et même des années. Encore la raison et l'intelligence de l'enfant subissent-elles de bien graves atteintes. Mais presque toujours on ne parvient qu'à reculer le terme fatal.

TRAITEMENT. — D'après ce que l'on vient de voir, le traitement de la méningite offre peu de ressources. Cependant, on peut consulter avec fruit les médicaments suivants qui, s'ils ne procurent pas toujours la guérison, donnent du moins un grand soulagement.

Aconit, tout à fait au début de la maladie, au moment où l'on observe une fièvre intense avec divagation, délire, douleurs dans la tête, face rouge et bouffie.

Belladona s'emploie quand il y a : douleurs violentes dans la tête dont les veines sont gonflées ; perte de la connaissance et de la parole ; mouvements convulsifs des membres ; constriction spasmodique de la gorge, avec oppression et respiration difficile.

Stramonium dans le cas de délire furieux avec cris : raideur des membres ; sommeil pendant lequel on observe certains mouvements convulsifs ; et quand ces phénomènes s'accompagnent de fièvre avec chaleur à la peau et rougeur de la face ; pupilles dilatées.

Hyosciamus est indiqué lorsque, la fièvre étant modérée, le malade éprouve une douleur pressive au front, voit les objets plus grands qu'ils ne sont ou colorés en rouge ; s'il est en butte à des accès de fureur avec envie de frapper et de tuer ; s'il y a délire avec tremblement, convulsions et divagations.

Opium, lorsque le malade est dans un état de prostration complète, sorte d'assoupissement ou coma, comme il arrive parfois à la suite de l'ivresse; avec bourdonnements d'oreilles, respiration lente et ronflante, douleur et pesanteur de tête ; obscurcissement de la vue, pupilles contractées.

Arnica convient dans la forme apoplectique

de la maladie, lorsqu'il y a congestion de sang du côté du cerveau, et par suite résolution des membres, état soporeux, perte de la connaissance et du sentiment.

Helleborus niger agit lorsque le pouls est faible et irrégulier ; et quand il y a mouvement fréquent des mains vers la tête ; respiration difficile ; front couvert de sueur froide ; face pâle et bouffie ; somnolence comateuse, avec sursauts fréquents, cris et pleurs. Ce médicament s'emploie aussi dans la méningite tuberculeuse, surtout quand on observe de la douleur à la nuque, contraction des mâchoires, nausées et vomissements continuels.

Digitalis. Ce médicament convient aussi dans la méningite tuberculeuse, et correspond à la respiration lente, profonde, suspirieuse, que l'on observe souvent alors ; au strabisme avec dilatation des pupilles, aux vomissements de bile et d'aliments ; enfin, au mal de tête atroce que ressent alors le malade.

V. page 9 pour le mode d'emploi des médicaments.

MENSTRUATION OU RÈGLES

TROUBLES DE CETTE FONCTION [1]

La menstruation est une évacuation sanguine, qui se fait par les parties génitales de la femme, et dont le retour périodique a lieu chaque mois environ. On désigne cet écoulement sous différents noms. Ainsi les femmes disent qu'elles ont leurs règles, qu'elles sont à leur époque, qu'elles voient etc. La menstruation est appelée aussi quelquefois flux ou écoulement cataménial, ou désigné sous le nom de menstrues etc.

Or, plusieurs troubles bien différents peuvent affecter cette fonction naturelle Les règles viennent peu ou point, et occasionnent de vives souffrances quand elles apparaissent; ou bien au contraire les femmes perdent trop de sang. Dans le premier cas, il y a rétention ou suppression des règles ; dans le second, il y a perte ou métrorrhagie.

I. *Suppression des règles.* — Désignée en médecine sous les noms de dysménorrhée ou

[1] Toutes ces questions sont traitées au long dans mon *Traité des maladies des femmes et des jeunes filles*, 3ᵐᵉ éd., 1869, pages 76 à 158.

d'aménorrhée, cette affection peut être la conséquence d'un état général de la constitution ; ou
bien elle dépend d'une lésion des organes ; enfin
elle peut avoir pour point de départ une maladie
quelconque, dont elle n'est alors qu'un épiphéno-
mène. Nous ne parlerons ici que de l'aménorrhée
constitutionnelle.

Chez certaines jeunes filles, les menstrues n'apparaissent pas à l'âge de la puberté. On dit alors
que les règles sont *retenues*. Chez d'autres
femmes, les règles qui ont coulé pendant quelque
temps d'une manière satisfaisante cessent d'apparaître au moment voulu, ou s'arrêtent plus ou
moins brusquement ; elles sont alors *supprimées*.
Ces désordres sont fréquents chez les femmes
lymphatiques ou scrofuleuses, et chez celles sou-
mises à une cause de débililation quelconque.
C'est pourquoi on rencontre souvent la dysménorrhée chez les femmes chlorotiques ou chez
celles qui ont beaucoup de flueurs blanches. Une
cause tout à fait contraire peut déterminer le
même effet. Ainsi, chez certaines femmes ro-
bustes et d'une constitution trop riche, l'écoulement des règles a beaucoup de peine à se produire, parce que le sang se fait obstacle à
lui-même, en vertu de sa trop grande plasticité.
Dans quelques cas, la suppression des règles est

due à une action directe, par exemple l'impression instantanée de l'air froid, l'immersion des pieds ou des mains dans l'eau froide, l'action de boire des liquides glacés au moment des règles, l'abus de certains purgatifs etc.

Les symptômes qui accompagnent la rétention des règles sont nombreux et variés. Les malades éprouvent des douleurs au bas-ventre, dans les reins et quelquefois au bas des cuisses. Fatigue générale et agacement nerveux; par suite il existe une disposition à la mélancolie ou à des impatiences sans motif. Finalement les règles n'apparaissent pas, ou il vient très-difficilement et péniblement quelques gouttes de sang ; mais l'écoulement normal n'a pas lieu. Les choses peuvent durer ainsi pendant un temps plus ou moins long, les mêmes symptômes se renouvelant à peu près de la même manière au moment des époques. Il est difficile cependant de dire combien de temps pourrait s'écouler avant que les règles parússent de nouveau, parce que les femmes, très-incommodées par cette suppression, ont généralement recours à un traitement qui les soulage toujours.

TRAITEMENT. — La rétention ou la suppression des règles sont combattues à l'aide de plusieurs médicaments, dont les principaux sont :

Pulsatilla indiquée dans un grand nombre de cas, surtout s'il y a : coliques et spasmes, maux de reins, nausées et envies de vomir, frissons, pâleur du visage, pertes blanches, angoisse, tristesse et mélancolie ; et si les souffrances se manifestent chez les jeunes filles au moment où les règles devraient paraître.

Platina, quand il y a des flueurs blanche avant ou après l'époque, pression douloureuse sur les parties génitales, envies fréquentes d'uriner, constipation et selles dures ; insomnie.

Belladona, lorsqu'au moment où les règles devraient venir, on observe des coliques avec grande fatigue, obscurcissement de la vue, quelquefois sueurs nocturnes à la poitrine, soif ardente ; congestion à la tête ou à la poitrine, rougeur et bouffissure du visage.

Calcarea, s'il y a congestion à la tête, avec étourdissements et vertiges ; maux de tête aggravés par chaque émotion, ou aux changements de temps ; flueurs blanches, tranchées et maux de reins ; souffrances ressemblant à celles de l'asthme ; impossibilité de supporter aucun vêtement serré.

Bryonia, si l'on remarque de la toux, des saignements de nez ; flueurs blanches ; douleurs rhumatismales dans les membres ; douleur à l'estomac ; frissonnement fréquent.

Aconit, contre la congestion fréquente à la tête, avec palpitation de cœur, chaleur et soif, rougeur de la face. Ce médicament sera employé de préférence chez les jeunes filles qui mènent une vie sédentaire.

Chamomilla, quand avec des coliques violentes il y a une grande sensibilité du ventre au toucher ; selles diarrhéïques, langue chargée d'un enduit blanchâtre ; accès d'évanouissement.

Graphites est indiqué si les règles ne reviennent qu'avec peine, ou qu'elles soient trop faibles ou de trop courte durée ; si en même temps il y a des tranchées du côté de la matrice, avec gonflement hydropique des membres inférieurs ; dartres.

Phosphorus, quand les règles sont trop faibles, précédées de flueurs blanches, et accompagnées de coliques et tranchées, avec maux de reins, vomissement de bile et de mucosités ; ou bien si les règles s'accompagnent d'une grande faiblesse, battement de cœur, crachement de sang et frissons.

Sepia, quand l'aménorrhée s'accompagne de pertes blanches ou de maux de tête, avec grande sensibilité des gencives ou des dents ; frissons

alternant avec la chaleur ; mélancolie et pleurs ;
douleurs de brisure dans les membres.

Sulfur, si la tête est le siége de douleurs pressives, avec congestion, chaleur et bourdonnement
dans le cerveau ; si l'on remarque des boutons ou
des éruptions à la face ou sur quelque autre partie
du corps ; appétit très-fort et cependant grand
amaigrissement ; accès hystériformes ; pertes
blanches ; oppression ; maux de reins ; faiblesse
nerveuse avec grande fatigue, surtout dans les
jambes.

Nux moschata contre la suppression des
règles avec spasmes et autres souffrances hystériques ; fatigue et faiblesse, avec accablement général après le moindre effort.

Kali carbonicum produit de très-bons résultats contre l'aménorrhée, surtout lorsqu'il y
a : gêne de la respiration, palpitations de cœur,
pâleur du visage alternant avec une forte rougeur.

Cocculus, lorsqu'au moment de l'apparition
attendue des règles, on voit se produire des
spasmes hystériques, avec oppression de la poitrine, tristesse, soupirs, gémissements et grande
faiblesse ; ou encore s'il vient un peu de sang,
mais quelques gouttes seulement, avec beaucoup
de souffrances nerveuses.

China est indiqué lorsque l'on observe : face pâle et yeux cernés ; douleur à l'estomac, surtout après les repas ; douleur de tête ; amaigrissement et grande faiblesse ; insomnie, ou sommeil anxieux et agité, avec rêves fatigants ; congestion à la tête ; grande surexcitation nerveuse.

Conium, s'il y a des symptômes hystériques ou chlorotiques ; grande fatigue nerveuse, avec rires ou pleurs involontaires ; accablement après le plus petit exercice ; anxiété et tristesse ; spasmes et tension du ventre.

II. *Pertes ou métrorrhagies.* — Une perte est un écoulement de sang qui se produit par la matrice en dehors des époques ordinaires ; ou bien à ce moment, mais alors en quantité plus grande qu'il ne convient.

La métrorrhagie peut se produire sous l'influence d'une grossesse ou d'une maladie concomitante ; elle est alors symptomatique. Elle est essentielle au contraire, lorsqu'elle ne se rattache à aucun état pathologique. Nous ne parlerons ici que de la métrorrhagie essentielle.

Certaines femmes ont constamment des pertes, sans que rien paraisse indiquer en elles une tendance à cette affection. Chez d'autres, la plus petite secousse ou le moindre exercice produisent ce résultat. Une irritation produite sur l'intestin, l'emploi de purgatifs violents, des bains de pieds irritants, les sinapismes aux cuisses ou aux mollets deviennent aussi dans certains cas le point de départ d'une perte. Disons encore, mais sans nous y appesantir, que très-souvent les pertes sont aussi occasionnées par les maladies de matrice.

Une perte est quelquefois précédée de malaises, avec sentiment de pesanteur, de plénitude et de fatigue dans le bas-ventre. Dans d'autres cas, il n'y a pas de symptômes précurseurs, et l'écoulement se produit instantanément. Tantôt cet écoulement s'établit peu à peu et devient graduellement plus considérable ; tantôt il s'établit rapidement et arrive de suite à son summum d'intensité. Dans certains cas, il a lieu sans interruption ; dans d'autres, il se suspend et se renouvelle à de courts intervalles. Quelquefois il y a des caillots dont l'examen présente un certain intérêt ; car il importe de savoir si l'on n'assiste pas à une fausse couche. Chez certaines malades, l'hémorrhagie de la matrice amène une détente générale, une sorte de bien-être relatif. Mais plus souvent il se produit des symptômes contraires, surtout si la perte se prolonge ou se renouvelle fréquemment. On observe alors de la langueur et de l'amaigrissement ; et bientôt se manifestent les

14

accidents de la chlorose, et des complications du côté du système nerveux. Après avoir duré un certain temps, la perte finit d'ordinaire par diminuer graduellement, et bientôt tout rentre à peu près dans l'ordre. Mais il faut craindre les récidives, surtout chez les sujets faibles et débilités.

TRAITEMENT. — Les principaux médicaments employés pour prévenir ou empêcher les pertes sont :

Aconit, médicament que l'on retrouve fréquemment dans les affections résultant de ce que la circulation du sang ne s'opère pas normalement. C'est ce qui explique son emploi dans la rétention des règles comme dans la métrorrhagie. Il régularise en effet la circulation sanguine dans l'un et l'autre cas. L'aconit est particulièrement indiqué lorsque les pertes ont lieu chez des personnes vigoureuses et présentant les attributs ordinaires du tempérament sanguin.

Arnica convient lorsque la perte se produit par suite de quelque violence extérieure, chûte, effort, faux pas, tour de reins, surtout si l'événement se produit chez une femme enceinte.

Cinnamomum répond à peu près aux mêmes indications ; mais ce médicament est plus spécialement encore indiqué que le précédent chez les femmes enceintes ou en couche.

Sabina se donne quand, après l'accouchement ou une fausse couche, il y a écoulement d'un sang noir mêlé de caillots ; douleurs dans le ventre avec maux de reins semblables à ceux de l'enfantement ; grande faiblesse.

Ipeca est souvent indiqué dans les pertes qui ont lieu chez les femmes pendant la grossesse ou au moment de l'accouchement, et qui s'accompagnent de tranchées et fortes coliques, avec frissons et froid, chaleur à la tête, grande faiblesse, pâleur à la face, nausées.

Hyosciamus, quand l'écoulement s'accompagne de douleurs semblables à celles de l'enfantement, avec chaleur par tout le corps, pouls plein et accéléré ; vivacité exaltée, tremblement général ; quelquefois engourdissement et troubles de la vue ; délire compliqué de tressaillements convulsifs qui alternent avec la raideur des membres.

Crocus, lorsque le sang rendu est noir, visqueux et mêlé de caillots ; si le teint est jaunâtre et terreux ; et que l'on observe chez la malade une grande faiblesse accompagnée de vertiges, vue souvent trouble et accès de défaillance.

Ruta s'emploie surtout lorsque la perte n'a généralement lieu qu'au moment des règles, qui sont trop fortes et reviennent à des intervalles trop rapprochés, précédées et suivies de flueurs blanches corrosives.

Lachesis, principalement au moment de l'âge critique ; et chez les personnes maigres et épuisées ou affectées d'hémorrhoïdes.

V. page 9 pour le mode d'emploi des médicaments.

MÉTRITE OU INFLAMMATION DE MATRICE

Cette maladie détermine chez la femme des troubles plus ou moins accusés, suivant qu'elle se produit dans les conditions ordinaires ou au moment de l'accouchement, suivant l'intensité de l'inflammation, et suivant aussi que tout l'organe est envahi ou qu'une partie seulement est atteinte. Nous ne parlons ici que de la métrite simple.

A l'état aigu, l'inflammation de la matrice peut provenir d'une violence extérieure, de coups portés sur le ventre, d'une chûte, d'une fatigue dans la marche. Les femmes enceintes y sont rarement sujettes, à moins que, comme cela arrive malheureusement quelquefois, elles se soumettent à des opérations et manœuvres abortives, qui non-seulement peuvent occasionner une métrite, mais encore mettent souvent la vie en danger. Dans quel-

ques cas, l'inflammation se propage à la matrice
d'un organe voisin.

Lorsque la lésion est légère et bornée à une petite partie de l'organe, les symptômes sont peu accusés ; mais dans le cas contraire, il en va autrement. L'invasion du mal s'annonce par des frissons
violents et de la courbature, avec malaise général
et fièvre ; la pression du bas-ventre est douloureuse. En même temps, il se produit par les parties génitales un écoulement plus ou moins considérable. Ces symptômes s'accentuent, jusqu'à ce
qu'ils arrivent à leur summum d'intensité. A
partir de ce moment, la maladie suit une marche
différente, suivant l'issue bonne ou mauvaise
qu'elle doit avoir. Si elle tend vers la guérison,
les symptômes s'amendent peu à peu, et le retour
à la santé s'opère dans un temps d'autant plus
court, que le traitement aura été mieux dirigé.
Mais d'autres fois, les choses ne vont pas aussi
bien, et la suppuration de l'organe se produit. C'est
un accident fort rare très-heureusement, car il entraîne presque toujours des conséquences funestes.
Toutefois, si le retour à la santé est la terminaison la plus ordinaire de la métrite, cette affection
laisse souvent après elle diverses lésions qui en-
traînent la stérilité de la malade. Enfin, la maladie peut passer à l'état chronique, et devenir ainsi

14.

le point de départ des engorgements et ulcérations [1]
que l'on a si souvent occasion d'observer chez la
femme.

TRAITEMENT. — Pour traiter avec succès les
maladies de matrice, il faut pouvoir disposer de
moyens d'investigation qui ne peuvent guère être
mis en pratique que par les hommes de l'art. C'est
pourquoi nous ne pouvons donner ici que des indications générales et désigner simplement les
médicaments que l'on emploie le plus ordinairement.

Aconit est utile au début de l'affection, lorsqu'il y a de la fièvre avec chaleur de la peau, soif
vive et agitation.

Belladona convient quand, à un sentiment
de pesanteur au bas ventre, comme si un poids
pesait sur les parties génitales, se joint une douleur brûlante accompagnée d'élancements dans les
reins.

Chamomilla, lorsque la malade se trouve
sous l'influence d'une préoccupation morale ou
d'une vive contrariété.

Arnica est bien indiqué lorsque l'inflammation de la matrice est due à quelque violence ex-

---

[1] Voyez mon *Traité des maladies des femmes et des
jeunes filles*, art. Métrite.

térieure, comme une chûte, des coups sur le ventre etc.

Nux vomica, médicament très-recommandé et dont l'influence dans certains cas a été reconnue ; principalement quand il y a : constipation, maux de reins, expulsion des urines douloureuse ou difficile, élancements dans le bas-ventre.

V. page 9 pour le mode d'emploi des médicaments.

MIGRAINE

C'est une douleur violente occupant un des côtés de la tête, se manifestant par des attaques passagères, et s'accompagnant de nausées et de vomissements.

Affection souvent héréditaire, la migraine s'observe surtout dans l'âge adulte, et plus fréquemment chez les personnes qui mènent une vie sédentaire et s'occupent de travaux intellectuels. L'abus du café la provoque souvent ; elle peut être occasionnée aussi par des excès de table, par le changement de nourriture, etc. La migraine est quelquefois symptomatique de la goutte, des hémorrhoïdes, de la dartre et d'autres maladies.

Précédée dans certains cas de malaises précurseurs, la maladie débute d'autres fois presque subitement. Une douleur vive occupe un des côtés de la tête et

augmente très-rapidement; puis il y a des élancements atroces : il semble que la tête va éclater et
qu'elle est martelée avec violence. Le malade est
gêné dans ses vêtements qu'il lui faut desserrer
souvent, surtout au cou. L'éclat de la lumière le
fatigue ; il ne peut faire le moindre mouvement
sans provoquer un retentissement douloureux
dans la tête ; et il ne trouve un peu de soulagement que dans le repos le plus absolu. En même
temps, il est tourmenté de nausées et de vomissements qui provoquent aussi des douleurs très-
fortes. Au bout de quelques heures, il tombe dans
un état de demi-somnolence, et parvient enfin à
s'endormir véritablement. Toutefois, ce sommeil
est quelquefois bien longtemps avant de venir. Il
marque, d'ailleurs, en général la fin de l'accès.
Au réveil, il ne reste plus qu'un peu de pesanteur vertigineuse qui se dissipe assez promptement.

TRAITEMENT. — Les principaux médicaments
mis en usage contre la migraine sont les suivants :

Sanguinaria canadensis correspond à :
mal de tête comme si le front allait éclater, avec
frisson, élancements·, nausées et vomissement
amer ; douleurs dans les membres, vertiges, vue
trouble.

Nux vomica convient chez les personnes qui ont les yeux noirs et les cheveux bruns, le tempérament bilieux et irritable, et qui sont sujettes à la constipation. Ce médicament est surtout indiqué lorsque la migraine commence dès le matin au moment du réveil et s'annonce par des vertiges; ou bien encore si la douleur s'aggrave après les repas. Il correspond aux maux de tête avec congestion sanguine, sensation comme si un clou était enfoncé dans le cerveau, douleur siégeant ordinairement d'un seul côté.

Calcarea chez les personnes d'un tempérament scrofuleux ; et lorsque les douleurs se font sentir principalement au sommet de la tête et au front, avec battements réguliers ou pression, douleur au cuir chevelu, nausées, soulagement des douleurs par le coucher, aggravation par le bruit et la parole.

Pulsatilla, quand on observe : douleurs de tête pressives et lancinantes, apparaissant surtout le soir et occupant de préférence la partie postérieure de la tête, avec dégoût de la nourriture, vomissements et frissons ; aggravation des douleurs par le coucher ou le séjour dans la chambre, tandis que le grand air apporte quelque soulagement; enfin, quand la migraine débute avant ou après les règles.

Veratrum correspond à : maux de tête avec pâleur du visage, nausées et vomissements, raideur du cou, sensibilité douloureuse des cheveux, sueur froide au front ; bruissement dans les oreilles, sécheresse de la gorge, urines abondantes, tendance aux évanouissements.

Coffea chez les personnes nerveuses, et lorsque les douleurs sont assez fortes pour provoquer des pleurs, des cris et des hurlements; si le malade éprouve la sensation d'une vrille qui pénétrerait dans un côté de la tête.

Belladona convient contre les élancements douloureux dans la tête produisant une sensation analogue à celle que détermineraient des couteaux qu'on y enfoncerait ; pesanteur et pression dans la tête, principalement au front, au dessus du nez et des yeux, et souvent d'un seul côté ; aggravation des douleurs par les mouvements, les secousses, le contact de l'air, amélioration en appuyant ou renversant la tête.

V. page 9 pour le mode d'emploi des médicaments.

MILIAIRE.

Maladie caractérisée par de grandes sueurs et une éruption vésiculeuse presque constante, dont les boutons ont à peu près la forme d'un grain de millet, d'où le nom de miliaire.

Cette affection a été aussi désignée sous les noms de *suette* et d'érythème perfide. Cette dernière dénomination tient à ce que la miliaire a toujours une apparence de bénignité, même dans les cas les plus graves.

La miliaire, souvent épidémique, s'est montrée plusieurs fois sur divers points de la France, notamment en Normandie et en Picardie. Elle peut récidiver chez la même personne. Dans certains cas, elle paraît n'être qu'un symptôme d'une autre maladie qu'elle complique.

L'invasion de la suette est marquée en général par un frisson plus ou moins violent, bientôt suivi d'une sueur profonde et de brisement des membres. L'abondance de la sueur est telle, que les matelas du lit peuvent être traversés. La peau est très-chaude, et comme macérée par la sueur. Il y a de la fièvre. Au bout de trois ou quatre jours, quelquefois davantage, survient un sentiment de fourmillement et de picotement, auquel succède bientôt l'éruption miliaire. Cette éruption siége de préférence au cou et à la partie supérieure de la poitrine, au ventre et au dos ; elle peut se prolonger pendant deux ou trois semaines, des vésicules nouvelles succédant à celles qui se dessèchent. En même temps, le malade éprouve un violent mal de tête, de l'agitation et même quelquefois du délire. Il y a des saignements de nez souvent abondants. On observe aussi des nausées et des vomissements, une constriction très-douloureuse au creux de l'estomac et de l'oppression. Les symptômes présentent quelquefois une certaine rémittence, suivie de paroxysmes marqués. Suivant qu'elle est légère, intense ou maligne, la durée de la maladie varie de deux à quatre ou cinq semaines et plus. La convalescence s'annonce par la cessation de la fièvre et de l'éruption : les vésicules se sèchent, et la desquamation se fait par grandes plaques comme dans la scarlatine. Mais la terminaison par la mort n'est pas rare ; cette fréquence varie d'ailleurs suivant les épidémies et suivant le traitement mis en œuvre.

TRAITEMENT. — La suette miliaire réclame l'emploi de plusieurs médicaments, parmi lesquels nous citerons :

Aconit au début de la maladie, et alors que le mouvement fébrile paraît le plus accusé. Plus tard, ce médicament ne serait plus que d'un faible secours.

Arsenic répond à la plupart des symptômes de la maladie. C'est pourquoi il sera ici d'un grand secours, principalement quand il y a diarrhée abondante, ou bien si les accidents nerveux sont accentués.

Belladona cependant, dans ce dernier cas, sera souvent indiquée, notamment s'il y a délire avec forte congestion vers la tête, bouffissure de la face, yeux rouges et brillants.

Mercurius convient lorsque la sueur coule avec abondance, sans que le malade soit soulagé, et que l'éruption miliaire s'accompagne de faiblesse et d'anxiété.

Bryonia, surtout chez les femmes en couche, quand l'éruption tarde à paraître ou a de la peine à sortir, et qu'en même temps on remarque des symptômes nerveux inquiétants.

Chamomilla de préférence chez les enfants, si pendant l'éruption ils ont une diarrhée aqueuse, verdâtre, porracée, par suite de laquelle ils éprouvent un grand affaiblissement.

Ipeca, dans quelques cas où l'apparition de l'éruption est précédée d'angoisse, de constriction de la gorge, de malaises nerveux.

Sambucus est utile, soit en l'alternant avec arsenic, soit donné à la fin de la maladie, pour dissiper les sueurs et l'oppression qui persistent alors.

China, lorsque le malade commence à entrer en convalescence, afin de réparer ses forces.

15

V. page 9 pour le mode d'emploi des médicaments.

MUGUET

Production parasite qui se développe dans la
bouche ou dans l'intestin enflammé, sous forme
de petites masses blanches disséminées ou réunies
par plaques, et ressemblant à des grumeaux de
lait caillé.

Bien qu'il apparaisse quelquefois chez l'adulte
et le vieillard à la fin des maladies graves, le
muguet est à proprement parler une maladie du
premier âge et se développant de préférence chez
l'enfant à la mamelle. Il sévit surtout sur ceux
qui sont faibles et chétifs, ou qui n'ont pas une
alimentation convenable.

Le muguet apparaît sous forme de points blancs
et très-épars sur la langue ou les parois de la
bouche, ou encore sous forme de lambeaux
plus ou moins larges. D'autres fois, c'est comme
une membrane qui recouvre la langue dans sa
totalité et qui s'étend aussi sur d'autres points de
la bouche. J'ai dit que le muguet pouvait envahir
aussi une partie plus ou moins considérable de
l'intestin. Il faut bien savoir que la gravité de l'affection se mesure généralement à son étendue. Ordi-

nairement la maladie est bornée à l'affection locale, et ne s'accompagne pas de troubles généraux.
Dans certains cas cependant, il y a un peu de
fièvre, et l'enfant tétant moins facilement devient
maussade et agacé. La durée de l'affection varie de
deux à huit jours environ, et se termine dans la
majorité des cas par une guérison rapide, à
moins qu'il ne survienne quelque complication.

TRAITEMENT. — Plusieurs médicaments sont
conseillés contre cette affection. Nous citerons les
suivants :

Mercurius, que l'on donnera dès le début de
la maladie, surtout si l'inflammation de la bouche
est prononcée, et que l'on observe chez l'enfant
de la diarrhée verte.

Arsenic sera d'un grand secours quand on
observera de l'amaigrissement, de l'angoisse, de
l'agitation, de l'abattement, et de plus une diarrhée abondante.

Nux vomica répond aux cas dans lesquels
on constate de la constipation avec surexcitation de
tout le système nerveux.

V. page 9 pour le mode d'emploi des médicaments.

NÉPHRITE OU INFLAMMATION DU REIN

Cette affection peut être aiguë ou chronique. La néphrite aiguë peut provenir d'une violence extérieure, ou de la présence d'une pierre ou de gravelle dans le rein. D'autres fois, elle est la conséquence d'une distension de l'organe par l'accumulation de l'urine dans les voies urinaires. Quelquefois aussi, comme cela arrive pour d'autres organes, l'inflammation se propage au rein des parties voisines.

Une douleur se fait sentir dans la région lombaire, d'un seul côté ou des deux à la fois, suivant qu'un seul rein ou que tous les deux sont attaqués. Cette douleur s'irradie dans la direction de la vessie et de l'aîne. La sécrétion de l'urine, toujours pénible, est souvent rare, quelquefois nulle ; ce liquide peut contenir un peu de sang. Il y a de la fièvre et de l'agitation. Si ces accidents ne sont pas très-intenses, ils peuvent se calmer sous l'influence d'un traitement bien dirigé. Mais dans les cas les plus graves, la fièvre augmente, et il survient du délire et du frisson, la douleur persistant toujours. Ces indices annoncent que le rein enflammé est en suppuration. Rarement, mais cependant quelquefois, le pus passe dans l'urine. Dans nombre de cas, la substance du rein devient le siége d'un abcès qui se fait jour au dehors. Malgré la gravité de ces symptômes, la néphrite n'entraîne pas nécessairement la mort. Les accidents peuvent diminuer graduellement, et la guérison avoir lieu.

L'inflammation chronique du rein peut rester longtemps méconnue. Elle s'annonce par une douleur sourde dans la région de l'organe malade, avec peu ou pas de fièvre. Mais la suppuration presque continue du rein affaiblit le malade qui dépérit peu à peu et finit par succomber, soit par suite d'une complication, soit aux progrès de la cachexie qui le mine.

TRAITEMENT. — Nous retrouvons ici une partie des médicaments employés contre l'inflammation de la vessie. Il importe d'ailleurs de les choisir avec discernement, se préoccupant surtout de la cause du mal.

Aconit trouve son emploi au début de la néphrite aiguë, avec fièvre et soif ardente, ou si la maladie paraît provenir de la suppression des hémorrhoïdes; enfin quand il y a besoin continuel et violent d'uriner, avec douleur aiguë dans la région malade.

Cannabis est indiqué lorsque toute la région comprise entre le rein et la vessie est endolorie.

— **Cantharis** dans les mêmes circonstances, mais lorsque de plus l'émission des urines est extrêmement douloureuse ou s'accompagne de sang.

Nux vomica convient, comme **Aconit**, quand la néphrite paraît déterminée par la suppression des hémorrhoïdes, mais particulièrement chez les personnes adonnées aux excès alcooliques; et aussi quand la maladie est due à la présence de calculs dans les reins.

Pulsatilla, chez les femmes d'un tempérament délicat et dont les règles ne viennent que difficilement ou sont quelquefois supprimées; médicament indiqué encore lorsqu'il y a de la gravelle dans les urines.

Arnica sera donné lorsque l'inflammation du rein aura été déterminée par quelque violence extérieure, et quand le malade rendra du sang dans les urines.

Belladona est un bon médicament quand la douleur est ressentie dans le trajet des reins à la vessie et qu'il en résulte de fausses envies d'uriner, avec constipation opiniâtre.

Camphora, lorsque l'inflammation du rein a été déterminée par les cantharides.

V. page 9 pour le mode d'emploi des médicaments.

NÉVRALGIE

Une névralgie est une affection douloureuse siégeant sur le trajet d'un nerf et disséminée par points circonscrits. Comme certains symptômes se ressemblent dans toutes les névralgies, il est bon d'en dire ici quelques mots d'une manière générale, sauf à spécifier ensuite pour chacune en particulier.

La douleur, je l'ai dit, suit le trajet du nerf intéressé qui présente sur divers points de véritables foyers d'où partent les élancements douloureux. Cette douleur est exaspérée par la pression opérée avec l'extrémité d'un ou plusieurs doigts, tandis qu'elle est le plus souvent calmée si la pression est opérée sur une large surface. Presque toujours, la douleur est exaspérée par les mouvements de la partie malade. — Les névralgies se produisent ordinairement par paroxysmes, et quelquefois sous forme d'accès périodiques. Elles peuvent disparaître au bout de quelques jours, soit spontanément, soit sous l'influence du traitement, ou au contraire persévérer pendant des années. En tout cas, les récidives sont assez fréquentes. Hâtons-nous de dire que le traitement homœopathique produit ici des résultats extrêmement remarquables.

NÉVRALGIE DE LA FACE

Cette névralgie est constituée par la douleur du nerf dit trifacial, qui se distribue à la face par trois rameaux principaux. Il peut arriver que ces trois rameaux soient envahis par la douleur, ou qu'il n'y en ait qu'un ou deux de pris.

La névralgie faciale peut être occasionnée par un refroidissement ou encore par la carie d'une dent. Les principaux points où siége la douleur sont autour de l'orbite et à la paupière supérieure, à la partie supérieure du nez, à la tempe et au menton etc. Cette douleur qui, en général ne prend qu'un côté de la face, n'atteint que rarement tous ces points en même temps. Mais c'est là surtout que le malade éprouve des élancements et les autres douleurs caractéristiques de la névralgie. Ces douleurs sont, dans certains cas, atroces et intolérables et poussent quelquefois les malades jusqu'au suicide. D'autres symptômes sont observés dans la névralgie de la face. Ainsi, l'on voit parfois exister le larmoiement et la rougeur de l'œil, qui redoute la lumière. Quelques malades éprouvent des sifflements et des bourdonnements d'oreille. D'autres fois, il y a dans la mâchoire inférieure et dans les dents des douleurs telles, que l'on a recours à l'avulsion d'une ou plusieurs dents, espérant ainsi, mais en vain, calmer un peu le paroxysme. La névralgie faciale revient par accès quelquefois périodiques, d'autres fois irréguliers. On peut arriver à la guérir à l'aide d'un traitement bien dirigé. Mais il faut se tenir en garde contre les récidives qui sont assez fréquentes.

TRAITEMENT. — La névralgie faciale est une des affections les plus pénibles à supporter, et qui fait le désespoir de la médecine allopathique. Les homœopathes sont plus heureux, et voici quels sont les principaux médicaments qu'ils mettent en usage, en pareil cas:

Aconit, quand il y a grande agitation fébrile et surexcitation ; que la douleur est fouillante, n'occupant qu'un seul côté de la face, qui est rouge et chaude, avec gonflement de la joue ou des mâchoires.

Nux vomica est un médicament très-important contre la névralgie faciale. On le donne surtout quand la douleur se fait sentir au dessus de l'orbite, avec sensation de froid dans la partie malade; ou bien quand il existe des douleurs déchirantes se faisant sentir jusque dans l'oreille, avec aggravation des souffrances par tout travail ou contention d'esprit.

Belladona, pareillement lorsque la douleur s'accentue davantage au dessus de l'orbite, avec rougeur et gonflement de la face ; souffrances dans les os des mâchoires ou des pommettes des joues ; spasmes des paupières, tressaillements des muscles de la face, distorsion de la bouche.

Chamomilla, quand la douleur s'accompagne d'une grande excitation," pouvant aller jusqu'à provoquer des spasmes et des convulsions, avec pleurs et cris.

Colocynthis, lorsque le malade éprouve un sentiment de tension, de déchirement, de brûlure dans un côté de la figure jusque dans l'oreille ou la tête, ou dans les os des pommettes, avec gonflement et rougeur des parties malades ; souffrances plus aiguës pendant le repos que pendant le mouvement.

Thuia m'a réussi personnellement dans quelques cas qui avaient résisté à d'autres médicaments. Il convient dans certaines névralgies rebelles, surtout quand elles paraissent provenir de cause spécifique.

Mercurius, quand les douleurs sont déchirantes et affectent tout un côté de la tête, depuis les tempes jusqu'aux dents, s'aggravant surtout la nuit à la chaleur du lit, avec écoulement de salive, gonflement de la face, sueur à la tête.

Stannum a été mis en usage depuis quelque temps surtout, et avec grand succès, contre cer taines névralgies faciales, avec endolorissement de la nuque, raideur du cou, douleur insupportable dans la partie affectée, souffrances continues ne laissant aucune trêve ni jour ni nuit.

Spigelia, quand il y a douleur brûlante et tensive occupant le pourtour de l'orbite, revenant par accès irréguliers, s'accompagnant de palpi a- tions et angoisse de cœur, avec gonflement luisant du côté affecté ; augmentation des souffrances quand le malade prend de la nourriture.

Pulsatilla, principalement chez les jeunes filles qui ont les pâles couleurs; et si les souf- frances sont plus fortes le soir ; ou bien quand la douleur se propage jusque dans l'œil ou dans l'o- reille, s'aggravant par la chaleur mais s'amélio- rant par le froid, avec frissonnements, palpitations, nausées.

Verbascum réussit, employé avec persévé- rance chez certains malades ; mais on doit en con- tinuer l'usage, même lorsque les souffrances ont disparu, et pendant un temps assez long. Ce mé- dicament est d'ailleurs indiqué lorsque la douleur occupe les parties inférieures de la face, s'aggra- vant par la mastication et la pression ou par les courants d'air.

V page 9 pour le mode d'emploi des médicaments.

NÉVRALGIE INTERCOSTALE

Ainsi que son nom l'indique, cette névralgie suit le trajet des nerfs intercostaux, trajet représenté à peu près par la direction des côtes. La maladie occupe le plus souvent le côté gauche. Plus fréquente chez la femme que chez l'homme, elle est souvent un symptôme de l'hystérie. La douleur est augmentée habituellement par les efforts de toux et les fortes inspirations, ainsi que par les grands mouvements du bras et du tronc. Cette névralgie est une de celles qu'on rencontre le plus fréquemment. Elle prend souvent un caractère chronique et devient alors plus difficile à guérir.

TRAITEMENT — La névralgie intercostale réclame l'usage des principaux médicaments suivants :

Bryonia qui correspond à : douleur de côté avec gêne de la respiration ; élancements aux reins et au dos ; élancements dans la poitrine et les côtés, surtout en toussant ou en respirant profondément, et augmentation des souffrances par un mouvement quelconque ; la douleur est quelquefois assez forte pour gêner et même empêcher la respiration. Ce médicament convient surtout aux personnes d'un caractère irascible et emporté.

Coffea est souvent employé dans les névralgies et rend des services incontestables dans la névralgie intercostale, surtout lorsque la douleur est intolérable et provoque de longues insomnies ; quand la souffrance irrite le malade au point de le faire s'agiter, pleurer, pousser des cris, et qu'il est dans une agitation continuelle.

Pulsatilla que nous avons eu occasion de signaler à propos de la névralgie faciale, convient de même dans le cas présent, et répond à : tension crampoïde, élancements et constriction de la poitrine et dans les côtés ; maux de reins et douleurs dans le dos ; augmentation des souffrances le soir, ou la nuit quand on est couché ; la douleur se calme quand le malade prend une nouvelle position. Ce médicament convient surtout aux personnes d'un caractère doux et réservé.

V. page 9 pour le mode d'emploi des médicaments.

NÉVRALGIE SCIATIQUE

Dans la sciatique ou névralgie femoro-poplitée, la douleur émerge du pli de la fesse, et de là va s'irradiant à la hanche et à la cuisse, et même

dans toute la jambe. C'est une des plus fréquentes
après la névralgie intercostale. Elle se développe
ordinairement sous l'influence du froid humide.
La douleur peut occuper tout ou partie de la
cuisse, ou de la jambe et du pied, et suit très-
exactement le trajet du grand nerf sciatique ou de
ses rameaux. Cette douleur est sourde et entrecoupée d'élancements fréquents. Par suite, le
membre est condamné à la plus grande immobilité, sous peine de réveiller les douleurs ; il en
résulte une sensation d'engourdissement et de
froid. D'autres fois au contraire, le malade souffre
davantage par le repos, et n'éprouve de soulagement que quand il met en mouvement le membre
attaqué. La durée de la maladie est extrêmement
variable, puisque la sciatique peut disparaître en
quelques jours, ou se perpétuer des mois et des
années. En tout cas, cette affection ne compromet
en aucune façon l'existence ; mais les récidives
sont souvent à craindre.

TRAITEMENT. — Parmi les divers médicaments
que l'on emploie contre la névralgie sciatique,
nous citerons :

Bryonia que nous avons eu déjà occasion de
citer précédemment, et qui, outre les indications
données ailleurs, correspond encore à : douleurs
tractives et élancements dans la cuisse, depuis la

hanche jusqu'à la cheville du pied ; augmentation de la douleur au moindre contact et pendant le mouvement. Ce médicament compte des succès remarquables, même dans des cas considérés comme très-rebelles.

Chamomilla également indiquée contre d'autres névralgies, réussit aussi dans les cas de sciatique, surtout lorsque la douleur névralgique siége dans la hanche et la cuisse, qu'elle se fait sentir particulièrement la nuit, et qu'elle s'accompagne de crampes aux mollets, la nuit de préférence.

Causticum correspond à : douleur dans l'articulation de la hanche, avec impossibilité de marcher et de rester debout ; douleurs et tiraillements dans les cuisses, les jambes, les genoux et les pieds, s'accompagnant quelquefois du gonflement des parties.

Arsenic est indiqué aussi par : douleurs tractives aiguës dans les hanches, les cuisses, et s'étendant quelquefois jusqu'aux chevilles ; faiblesse paralytique de la cuisse ; crampes aux mollets.

Colocynthis, lorsque le malade éprouve dans l'articulation de la hanche une douleur comme si elle était serréc par une bande de fer ; la douleur se propageant jusque dans les jambes ; souffrances pendant la marche qui devient quelquefois impossible ; élancements dans les jambes, surtout pendant le repos.

Rhus, quand il y a élancements et déchirements dans l'articulation de la hanche et jusque dans le jarret, surtout en s'appuyant sur le pied, qui souvent ne peut supporter le poids du corps ; tension et raideur des muscles et des articulations de la cuisse et de la jambe ; traction et déchirement dans les cuisses et les jambes : élancements, douleurs souvent intolérables et fourmillement dans tout le membre inférieur qui reste raide et tendu.

Ignatia convient dans certains cas, si l'on observe des douleurs déchirantes et incisives à la face postérieure de la cuisse ; pesanteur des jambes et des pieds, avec tension dans les mollets par la marche ; tressaillements convulsifs des jambes.

V. page 9 pour le mode d'emploi des médicaments.

OPHTHALMIE OU INFLAMMATION DE L'OEIL

Cette affection revêt des formes multiples et n'est pas souvent sans danger. Nous en dirons seulement quelques mots.

On l'observe quelquefois chez les nouveau-nés où elle semble produite par la malpropreté, ou de mauvaises conditions hygiéniques. L'enfant paraît redouter la lumière ; ses paupières sont rouges et tuméfiées, la supérieure recouvrant l'inférieure sans possibilité de la relever. En même temps, il se produit une sécrétion de matière, muqueuse d'abord, qui bientôt devient purulente et ruisselle sur la face de l'enfant. Si l'on n'intervient de la manière la plus énergique, la fonte purulente et la perte de l'œil peuvent être la conséquence de cette affection.

L'ophthalmie scrofuleuse est fréquemment observée aussi chez les enfants, mais de deux à douze ans environ. Elle se présente principalement chez ceux qui ont déjà d'autres symptômes de scrofule (V. ce mot). Là aussi on remarque chez le malade la crainte de la lumière, le gonflement et l'agglutination des paupières. On observe fréquemment aussi des ulcérations et des taches de la cornée avec divers troubles de la vision.

L'ophthalmie dite catarrhale est celle qu'on observe le plus ordinairement chez l'adulte. Ici, rougeur souvent très-vive du blanc des yeux. Il y a cuisson et démangeaison dans l'organe malade, et parfois sensation douloureuse analogue à celle que produirait un grain de sable. Enfin, l'œil laisse écouler une sécrétion de mucosités qui, peu consistantes d'abord, vont s'épaississant graduellement, collent les paupières pendant la nuit, et forment des croûtes jaunâtres qui s'accumulent vers les angles de l'œil.

TRAITEMENT. — Voici les indications qu'il faut suivre dans le traitement des ophthalmies :

Aconit sera donné généralement au début, lorsque l'invasion du mal s'accompagne d'une forte réaction fébrile, avec douleurs vives dans les yeux qui sont fortement injectés et fuient la lumière.

Belladona sera administrée quand il y aura aggravation des douleurs en remuant les yeux, et que ces douleurs s'accompagneront de mal de tête avec étourdissements et vertiges ; ou encore si la vision est troublée et que le malade croie voir des étincelles ou des mouches volantes.

Euphrasia convient lorsque l'œil s'est enflammé consécutivement à un rhume de cerveau ; lorsque les paupières sont gonflées et demeurent collées, surtout le matin, ou bien si l'on remarque autour des yeux une éruption miliaire.

Arnica est indiqué si l'ophthalmie a pour point de départ une violence extérieure, ou si elle a été déterminée par la présence d'un corps étranger dans l'œil.

Calcarea est d'un grand secours contre l'ophthalmie scrofuleuse et aussi contre l'ophthalmie purulente; et quand le mal s'accompagne de larmoiement, avec vue trouble ou se fatiguant facilement.

Mercurius pareillement contre l'ophthalmie purulente; et aussi lorsque les paupières participant à l'inflammation de l'organe de la vue, se couvrent de pustules et de croûtes.

Nux vomica, quand le malade éprouve une sensation de brûlement à l'œil et à la partie interne de la paupière, comme s'il y avait des grains de sable interposés entre les deux surfaces, et qu'il y a sécrétion abondante de larmes et de mucosités, surtout si de plus il y a de la constipation.

Pulsatilla. Médicament puissant chez les femmes, principalement lorsque la maladie coïncide avec de la difficulté ou du retard dans la fonction mensuelle, et encore quand il y a rougeur et gonflement des yeux et des paupières; et si l'on remarque une aggravation notable des symptômes le soir ou la nuit.

Sulfur, dans l'ophthalmie scrofuleuse ou catarrhale, avec tendance à la chronicité; et quand le malade éprouve dans les yeux et les paupières en même temps une sensation de brûlement ou de cuisson.

Hepar convient dans des circonstances analogues ; et aussi quand les paupières sont le siége d'un mouvement spasmodique qui contraint le malade à les tenir fermées, avec pression dans le globe de l'œil.

V. page 9 pour le mode d'emploi des médicaments.

OZÈNE OU PUNAISIE

C'est une forme de rhume de cerveau ou coryza chronique. Cette affection est souvent symptomatique de la scrofule et de la syphilis. On l'observe plus spécialement chez ceux qui ont le nez petit ou déprimé à sa racine ; l'ozène vient aussi quelquefois à la suite de chûtes sur le nez ou de contusions de cet organe,

La membrane muqueuse qui tapisse les fosses nasales est ulcérée, et l'écoulement sanieux et purulent qui en résulte présente une odeur fétide dans la plupart des cas. Des croûtes noirâtres se forment autour des narines qui sont le siége d'une vive démangeaison. La matière de l'écoulement est plus ou moins abondante, suivant que la maladie est dans une période d'exaspération ou de rémission. La voix est altérée et nasonnante, l'enchifrénement habituel. Les malades qui exhalent une odeur fétide et pénétrante n'ont pas conscience de cet état qu'ils ne peuvent percevoir, à cause même de l'oblitération des fosses nasales.

L'ozène est une des affections les plus rebelles que l'on connaisse. Dans certains cas cependant on peut en obtenir la guérison, mais à l'aide de soins méticuleux, longtemps continués.

TRAITEMENT. — Les médicaments qui réussissent le mieux contre l'ozène sont les suivants :

Aurum. Médicament qui répond à plusieurs des symptômes de la punaisie, et particulièrement à l'obturation chronique du nez avec perte de l'odorat, ulcération et écoulement fétide par les fosses nasales.

Calcarea, lorsque la maladie paraît être sous l'influence d'un état scrofuleux, et quand la matière de l'écoulement ressemble à du pus séreux et mal lié.

Pulsatilla, si le mal est venu à la suite d'un rhume de cerveau. — **Graphites** lorsque les narines sont ulcérées à l'intérieur et se recouvrent de croûtes. — **Mercurius**, dans le cas où le mal est d'origine syphilitique.

V. page 9 pour le mode d'emploi des médicaments.

PALPITATIONS DE CŒUR

On désigne ainsi les battements du cœur plus fréquents ou plus forts et plus étendus qu'ils ne doivent être. Lorsqu'elles sont continues, elles sont souvent sous la dépendance d'une lésion organique du cœur, et notamment de l'hypertrophie de cet organe. Celles qui ne se présentent qu'à des intervalles plus ou moins réguliers tiennent, soit à une affection nerveuse ou à une émotion morale, soit à un excès quelconque. D'autres fois elles sont dues à un appauvrissement du sang, ainsi qu'on le constate fréquemment chez les chlorotiques.

Les battements du cœur peuvent être plus ou moins précipités. Dans certains cas, ils sont tellement tumultueux, qu'ils gênent la marche et coupent la parole. En même temps, le malade éprouve à la région du cœur un sentiment de malaise indéfinissable et de constriction qui se fait quelquefois sentir par voie de propagation jusque dans la gorge, où l'on peut presque voir et compter les pulsations. Il éprouve aussi des douleurs dans les espaces intercostaux et de l'agitation. Le pouls est vif et frappe brusquement le doigt. Ces phénomènes se font sentir pendant un temps plus ou moins long, et s'amendent ensuite graduellement, à moins que la cause qui les a occasionnés ne subsiste toujours. Mais ils reparaissent généralement à la première occasion, tant qu'on n'est pas parvenu à neutraliser le mal dont ils sont la conséquence.

TRAITEMENT. — Parmi les médicaments usités contre les palpitations de cœur, nous signalerons :

Spigelia, remède important et souvent indiqué chez les personnes faciles à impressionner, et chez lesquelles la cause la plus futile peut déterminer des émotions morales vives.

Pulsatilla convient souvent chez les femmes sujettes aux pertes blanches ou dont les époques ne sont pas régulières, ou lorsqu'elles sont sujettes à la chlorose.

Ignatia, quand les palpitations sont dues à des émotions tristes et sont la conséquence de violents chagrins. — **Nux vomica** dans les mêmes conditions, et aussi lorsque le malade a fait abus des boissons alcooliques.

Aconit réussit contre les palpitations qui surviennent chez les personnes qui ont le sang riche. — **Chamomilla** est d'un bon emploi chez ces mêmes personnes, mais surtout si les palpitations ont été déterminées chez elles par de la colère.

V. page 9 pour le mode d'emploi des médicaments.

PANARIS

Le panaris, mal d'aventure, tourniole, n'est autre chose que l'inflammation des parties molles des doigts ou des orteils. Le panaris se développe quelquefois sans cause connue. Dans d'autres cas, il est occasionné par l'arrachement des envies qui siégent souvent autour de l'ongle ou b,en par l'action d'un instrument piquant ; mais le plus ordinairement il reconnaît pour cause la présence d'un corps étranger, comme une écharde de, bois, un fragment de métal ou de verre, etc.

Le panaris peut être superficiel ou profond. Dans le premier cas, il n'attaque que l'épiderme ou la peau ; dans le second, il atteint le tissu cellulaire, la gaîne des tendons des doigts, et même les os des phalanges. La douleur est en général très-vive, et d'autant plus aiguë que le mal a pénétré plus profondément. La peau est d'abord rouge et tendue. Il y a souvent de la fièvre et une réaction générale assez forte pour mettre le malade dans un état de grande prostration. Il

peut arriver que les symptômes s'amendent graduellement et que le panaris se termine par résolution. Mais le plus ordinairement, après quelques
jours de souffrances, la suppuration finit par s'é-
tablir. Si elle se fait jour ou qu'on l'amène à l'extérieur, on évite de graves complications qui
pourraient se produire dans le cas contraire.
Alors en effet, le pus fusant de proche en proche
pourrait envahir la paume de la main et même le
bras, et déterminer dans ces parties des accidents
formidables et des délabrements tels, que l'ampu-
tation du membre devînt quelquefois nécessaire.
Le panaris peut aussi se terminer par gangrène.
C'est donc une affection beaucoup plus grave
qu'on ne serait tenté de le supposer. Hâtons-nous
de dire que, quand le mal est pris à temps, on
peut le plus souvent conjurer tous les accidents.

TRAITEMENT. — En dehors des soins chirurgi-
caux qui deviennent quelquefois nécessaires, plusieurs médicaments sont employés contre le panaris. Citons les principaux.

Mercurius au début, et quelle que soit l'espèce de panaris qu'il s'agit de soigner, dès que
l'on peut constater l'inflammation d'une partie
quelconque du doigt.

Hepar succédera au médicament précédent, si
celui-ci n'a pas déterminé un amendement no-

table, et que l'on voie persévérer ou même augmenter l'intensité de la douleur. Ce médicament convient d'ailleurs dans les panaris provenant de la piqûre d'une aiguille ou d'un instrument aigu quelconque, et dans ceux qui sont superficiels.

Lachesis, si le doigt devient rouge pourpre ou bleuâtre, avec douleurs excessives, et menace de gangrène ; et quand l'inflammation vient à gagner la main et le bras, provoquant de la fièvre avec chaleur à la peau, sécheresse de la langue, soif, insomnie, délire.

Sulfur dans un autre degré du mal, si, outre l'inflammation du bras et de la main, on voit les ganglions du coude et de l'aisselle envahis et engorgés, avec aggravation des douleurs la nuit.

Silicea, lorsque la douleur devient insupportable au point d'arracher des cris au malade ; et quand le panaris siégeant profondément vient à suppurer et présente des végétations.

Calcarea est quelquefois alternée avec le précédent, lorsque silicea paraît ne point donner tous les résultats heureux qu'on est en droit d'en attendre.

Apis est indiqué par quelques auteurs, lorsque l'inflammation s'étend à tout le doigt qui est fléchi et rétracté ; et si l'on observe à l'extrémité des vésicules qui se rompent en causant une

vive douleur d'écorchure et de brûlure, la partie
malade étant dès le début très-sensible au toucher.

Cepa est pareillement indiqué lorsque les
souffrances très-vives s'accompagnent du gonflement du doigt malade, et que l'on y observe des
raies rouges qui partant du foyer malade s'éten-
draient suivant la longueur du doigt.

V. page 9 pour le mode d'emploi des médicaments.

PARALYSIE

La paralysie consiste en ce que le mouvement
ou la sensibilité, quelquefois l'une et l'autre de
ces fonctions sont abolis, dans une partie du
corps. La paralysie est appelée *hémiplégie*
quand elle occupe tout un côté du corps, *para-*
plégie quand elle occupe la moitié inférieure ;
enfin on dit qu'il y a *paralysie locale* quand
les désordres sont bornés à l'action de quelques
muscles seulement.

La paralysie est souvent liée à une affection
du cerveau ou de la moëlle épinière, ou symptomatique d'une maladie nerveuse comme l'hystérie ou l'épilepsie. D'autres fois, elle est la conséquence d'une lésion produite sur les nerfs par

cause extérieure : ou bien elle est le résultat de divers excès.

Tous les muscles et tous les membres peuvent être atteints de paralysie. Nous ne pouvons donc entrer à ce sujet dans des détails nécessairement trop longs. D'un autre côté, les indications du traitement se tirant principalement de l'origine ou cause de la maladie, on comprend que nous ne pouvons guère en parler qu'à propos de chacune des affections qui peuvent occasionner la paralysie. Nous nous bornerons donc ici à quelques indications générales très-succinctes.

TRAITEMENT. — Voici quelles sont les principales indications de traitement de la paralysie:

Causticum se donne dans les cas d'hémiplégie. Si ce médicament est insuffisant, on administrera **cocculus**, médicament qui convient aussi dans la paraplégie. — **Lachesis** dans l'hémiplégie, ou dans la paralysie croisée, principalement chez les sujets épuisés, maigres, d'un caractère violent et emporté. — **Nux vomica** convient aussi dans un grand nombre de paralysies, en particulier dans celle des membres inférieurs. Outre ces médicaments, on administre encore les suivants : **Belladona, Calcarea, Staphysagria, Carbo vegetabilis, Berberis vulgaris, Plumbum, Dulcamara,**

Hyosciamus, etc. Chacun répond à des indications particulières qu'il est impossible de développer ici.

V. page 9 pour le mode d'emploi des médicaments.

PÉRITONITE

C'est l'inflammation du péritoine, membrane séreuse qui revêt la cavité abdominale et les viscères qui y sont renfermés.

C'est une erreur de croire, comme on le fait assez généralement, que la péritonite ne sévit que sur les femmes en couche. Cette maladie s'observe dans d'autres circonstances, et chez l'homme aussi bien que chez la femme.

La péritonite apparaît souvent comme symptôme secondaire dans diverses maladies, notamment dans la fièvre typhoïde ; ou comme la conséquence d'une lésion quelconque, par exemple la perforation ou l'étranglement de l'intestin ou d'un autre viscère. D'autres fois, c'est l'inflammation des organes voisins qui se propage au péritoine ; ou bien la maladie est occasionnée par la présence d'une tumeur, cancéreuse ou non. Dans quelques cas, la péritonite reconnaît pour cause une violence extérieure.

La maladie débute par un frisson, une douleur

16.

de ventre et des vomissements bilieux. Le pouls est fréquent, la physionomie anxieuse, le ventre tuméfié et tendu. La douleur augmente et devient tellement forte, que les malades n'osent faire un mouvement de peur de l'exaspérer. La constipation est opiniâtre, les urines rares. La respiration est courte et accélérée ; la fièvre ne cesse pas. Tous les symptômes s'aggravent dans l'espace de peu de jours, et le malade peut être emporté en moins d'une semaine. Dans une forme moins grave, la guérison s'annonce par une diminution dans l'acuité de la douleur ; la fièvre est moins forte, les selles et les urines se rétablissent, et les malades entrent en convalescence, au bout de huit à dix jours environ.

Quelquefois, la péritonite affecte la marche chronique. Les symptômes sont alors moins accusés et présentent des alternatives de rémission et d'exaspération. Dans ces circonstances, la maladie est souvent symptomatique d'une affection scrofuleuse ou tuberculeuse, et sa durée peut être relativement considérable.

La péritonite puerpérale, celle des femmes en couche, est ordinairement le résultat de quelque imprudence, d'un refroidissement ou de manœuvres mal dirigées. Comme caractères spéciaux, on observe des frissons revenant plusieurs fois les premiers jours ; la figure est bouffie et pâle, les vomissements très-abondants. Le ventre prend en général un développement beaucoup plus considérable, en raison de ce que les parois ont été relâchées par l'accouchement récent. La péritonite des femmes en couche compromet gravement la vie des malades.

TRAITEMENT. — Les diverses indications auxquelles doit répondre le traitement de la péritonite sont remplies à l'aide des médicaments suivants :

Aconit dès le début et lorsqu'apparaît le mouvement fébrile. Si ce médicament, véritablement héroïque, est administré à temps, il pourra suffire dans bien des cas à enrayer le mal.

Bryonia convient souvent après le précédent médicament, surtout si l'on observe une grande surexcitation du système nerveux, de l'insomnie et de l'agitation ; et dans le cas où l'inflammation du péritoine a provoqué la formation de liquide dont on constate la présence dans le ventre.

Belladona, lorsque les douleurs n'étant plus continues reviennent par accès, provoquant dans le ventre une sensation de constriction, d'arrachement et de brûlement, avec agitation, vomissements, soif intense, urines rares, et symptômes inquiétants du côté du cerveau.

Mercurius est indiqué par le gonflement et la dureté du ventre qui est extrèmement sensible à la pression, et ne peut supporter le moindre contact ; douleur de ventre avec accompagnement de frissons. Ce médicament convient aussi dans la péritonite des femmes en couche. Administré pendant la convalescence, il accélère le retour à la santé.

Arsenic, lorsqu'il y a : douleurs intolérables, agitation, anxiété, moral affecté, faiblesse profonde, petitesse du pouls, et qu'en un mot la maladie paraît devoir se terminer d'une manière funeste.

China sera donné lorsqu'on observera chez le malade un grand abattement, la déperdition des forces, des sueurs profuses, du délire, et aussi quelques symptômes typhoïdes.

Colocynthis s'il y a : douleurs excessives revenant par accès, avec grande agitation, vomissements, crampes dans les jambes ; et quand les malades ont tellement peur de faire le moindre mouvement qui ravive leurs souffrances, qu'ils restent les genoux pliés et rapprochés du menton.

Chamomilla, principalement dans la péritonite puerpérale, lorsque la douleur du ventre est si grande, qu'elle ne peut être supportée par les malades ; ceux-ci ont la face pâle, ou plus souvent encore une joue pâle et l'autre rouge.

Carbo vegetabilis convient dans certains cas analogues à ceux qui réclament l'emploi de l'arsenic. De plus, ce médicament est indiqué dans la péritonite scrofuleuse.

Iodium, Calcarea carbonica et **sulfur** rendront pareillement de grands services dans la péritonite scrofuleuse.

V. page 9 pour le mode d'emploi des médicaments.

PHTHISIE PULMONAIRE

Maladie caractérisée par la formation de tubercules dans le tissu du poumon. La phthisie est quelquefois appelée consomption, maladie de poitrine, affection tuberculeuse, etc.

Cette maladie n'épargne aucun âge ; mais on l'observe plus fréquemment de 15 à 35 ans. C'est une des affections les plus notoirement héréditaires. Elle se développe de préférence chez ceux qui suivent une mauvaise hygiène ou qui commettent des excès. La phthisie éclate en toute saison ; elle apparaît quelquefois à la suite d'une autre affection de poitrine, comme le rhume ou la grippe, ou après certaines fièvres éruptives, comme la rougeole. Dans certains cas enfin, on la voit se déclarer chez des sujets qui ne paraissaient avoir aucune prédisposition à cette terrible maladie.

C'est une affection de longue durée, ce qui permet d'en étudier les différentes périodes. Le début ne se dessine pas très-nettement. C'est d'abord une petite toux sèche avec amaigrissement, enrouement et quelquefois crachement de sang, le reste de la santé se maintenant assez bien Puis la toux augmente de fréquence, surtout le soir ou la nuit, accompagnée d'une certaine oppression. Cette toux, qui vient par quintes, est souvent provoquée par un châtouillement dans l'arrière-gorge, et détermine quelquefois des vomissements. L'appétit commence généralement à diminuer. Il y a de temps en temps des crachements de sang. D'autre part le malade expectore des crachats dont l'aspect varie suivant la phase de la maladie. Celle-ci poursuit son cours avec des chances diverses. Mais après quelques mois apparaissent la fièvre et la diarrhée, et par suite un état d'affaiblissement qui contraint le malade à s'éloigner de ses occupations. La fièvre apparaît d'ordinaire tous les jours dans l'après-midi, et continue jusque dans la nuit, où l'accès se termine par des sueurs. Ces sueurs, du reste, se montrent de plus en plus abondantes, surtout pendant le sommeil. L'amaigrissement s'accentue de plus en plus, et les malades ressemblent presque à des squelettes. En même temps l'oppression augmente, l appétit se perd plus ou moins complétement, le malade exhale une odeur cadavé. reuse, et sa bouche est envahie par le muguet, signe précurseur de la mort en pareil cas. Le malade succombe souvent au moment où il faisait les plus beaux projets d'avenir, phénomène extrêmement fréquent dans cette maladie. Les diverses périodes de la phthisie peuvent se succéder en un temps plus ou moins long. Mais dans les cas ordinaires, c'est une maladie qui dure plusieurs mois, quelquefois même davantage ; dans l'intervalle, il y a des temps de rémission momentanée, pendant lesquels il semble que le mal tende à la guérison. Mais ces apparences sont rarement justifiées entièrement par l'événement.

Dans une forme particulière, la maladie parcourt toutes ses phases en quelques semaines. C'est à cette forme que l'on a donné le nom de phthisie galopante. Elle est ordinairement accidentelle et se développe le plus souvent chez des sujets qui ne paraissaient nullement présenter les conditions de développement d'une affection tuberculeuse.

La phthisie est une maladie qui pardonne peu ; cependant, il y a des exemples de guérisons incontestables. Il est pareillement certain que, dans bon nombre de cas on peut enrayer une partie des symptômes et obtenir une guérison au moins relative, en ce sens qu'on éloigne toujours d'autant le terme fatal. C'est pourquoi, dans le traitement il faut se tenir en garde contre le découragement qu'inspire généralement cette redoutable affection.

TRAITEMENT. — En raison même de la gravité de la maladie, le traitement de la phthisie pulmonaire est assez compliqué. Nous citerons seulement les principaux médicaments mis en usage contre cette terrible affection.

Aconit se donne souvent au début, quand le malade éprouve pendant la respiration des élancements dans la poitrine, avec toux sèche et fréquente, crachements de sang, mouvements de fièvre.

Sulfur est un des médicaments les plus employés dans la phthisie. Il est incontestable qu'il rend ici de très-grands services, et que ce médicament a dans bien des cas arrêté le développement de la maladie. On le donne principalement lorsqu'on observe chez le malade une petite toux sèche avec quelques crachements de sang, ou bien au contraire lorsqu'à une toux grasse se joint un goût salé ou douceâtre des crachats. Ce médicament est plus spécialement indiqué quand il existe une affection de la peau en même temps

que la poitrine est intéressée. Les malades le supportent d'ailleurs quelquefois assez difficilement ;
c'est pourquoi on doit avoir soin d'éloigner les
doses et de ne les répéter qu'à d'assez longs intervalles.

Belladona s'administre surtout chez les enfants scrofuleux, ou chez les jeunes filles au moment de la puberté ; quand la toux est plus
fréquente la nuit que le jour et que le malade a
l'haleine courte.

Calcarea convient principalement soit chez
les jeunes gens à tempérament sanguin, soit chez
les jeunes filles qui d'ordinaire sont trop abondamment et trop fréquemment réglées, et dans la
première période de la maladie. Plus tard, ce médicament rend encore de grands services, lorsque
l'expectoration est devenue purulente.

Iodium, chez les sujets dont les glandes sont
engorgées et qui ont une toux quinteuse, précédée
d'angoisse et excitée par un chatouillement dans la
gorge ou la poitrine, et se produisant de préférence le matin.

Dulcamara, lorsqu'il y a forte disposition
aux refroidissements ; et quand il y a des élancements dans les côtés de la poitrine, avec toux,
crachats abondants, forte oppression.

Stannum rend de grands services lorsque la

17

maladie est arrivée à une période avancée, et que la toux est provoquée par le moindre effort, par la parole, le rire, s'accompagnant de crachats épais et verdâtres.

Drosera, lorsque la toux est excitée par un chatouillement du larynx, et s'accompagne fréquemment d'efforts de vomissements et même de vomissements d'aliments. Il est incontestable que ce médicament, très-étudié dans ces derniers temps par MM. les docteurs Curie et Jousset, modifie généralement d'une manière très-heureuse la toux des phthisiques et fait souvent disparaître le chatouillement et les vomissements. Mais cependant, ce n'est point un spécifique, encore moins une panacée ; et s'il suspend la marche de la phthisie, il est loin d'être démontré qu'il la guérisse dans tous les cas.

Arsenic convient surtout lorsque l'on observe un mouvement fébrile intermittent, avec diarrhée plus ou moins persistante et aggravation des symptômes pendant la nuit. L'état cachectique avec suppuration du poumon est une autre indication de ce médicament.

Phosphorus s'administre spécialement aux personnes maigres, blondes, à taille élancée ; et aussi chez les enfants, plus particulièrement chez les jeunes filles à constitution délicate, et chez lesquels on observe: toux sèche, haleine courte, maigreur prononcée, disposition à la diarrhée et aux sueurs nocturnes. Ce médicament est encore indiqué par l'état inflammatoire du larynx et de la trachée et par les douleurs qui en sont la conséquence, surtout pendant la toux et la respiration.

Phosphori acidum lorsque, dans une période déjà avancée de la maladie, l'amaigrissement est très-prononcé, et que l'on constate chez le malade un grand affaiblissement entretenu par une diarrhée presque continuelle.

Pulsatilla, principalement chez les femmes d'un caractère doux, lorsque la phthisie paraît liée à l'irrégularité des périodes menstruelles, si la toux se manifeste de préférence le soir et la nuit ; et qu'à ces symptômes se joigne une tension dans la poitrine avec accès de suffocation.

Silicea, remède efficace de la plupart des affections scrofuleuses, est d'un bon usage dans la phthisie, principalement s'il y a toux grasse et expectoration purulente abondante.

V. page 9 pour le mode d'emploi des médicaments.

PLEURÉSIE

C'est l'inflammation de la plèvre, membrane

séreuse qui enveloppe le poumon et tapisse les parois de la poitrine.

Cette maladie est fréquente. On l'observe souvent comme symptôme dans diverses affections, notamment dans la fluxion de poitrine, dans la phthisie pulmonaire, dans le rhumatisme. D'autres fois, elle se développe par la propagation des maladies des organes voisins. La pleurésie peut être déterminée par quelque violence extérieure, par l'action du froid le corps étant en sueur, ou pendant le sommeil chez ceux qui couchent en plein air ou les fenêtres ouvertes.

La pleurésie débute ordinairement par un point de côté siégeant à la hauteur du mamelon et correspondant à la plèvre enflammée. La respiration est gênée et s'accompagne d'une toux sèche. La poitrine est le siége de divers phénomènes que révèle l'auscultation : diminution du bruit respiratoire qui paraît d'ailleurs plus éloigné de l'oreille, pendant que la voix du malade ressemble au cri de la chèvre. D'autre part, le côté atteint par la maladie est souvent plus dilaté que l'autre. Ce dernier symptôme est caractérisé surtout lorsqu'il y a un épanchement dans la partie malade. Bientôt apparaît une fièvre généralement peu intense, mais qui est en rapport avec la gravité plus ou moins grande de la maladie. L'épanchement peut envahir tout ou partie de la plèvre affectée. Après trois ou quatre jours, la maladie paraît demeurer quelque temps stationnaire ; puis les symptômes affectent une marche variable. Lorsque l'issue doit être favorable, ce qui est le cas le plus ordinaire, ces symptômes vont en diminuant graduellement jusqu'au retour à la santé qui s'effectue en général après deux ou trois semaines. Quand la maladie doit se terminer par la mort, cette issue funeste est ordinairement occasionnée par une syncope prolongée ou par l'asphyxie qui résulte de la compression exercée par l'épanchement pleurétique. D'autres fois enfin, la pleurésie passe à l'état chronique, et alors elle peut persévérer indéfiniment ; dans ce cas les symptômes présentent toujours moins d'acuité. Mais souvent la pleurésie chronique peut être guérie après deux et trois mois et quelquefois davantage. La pleurésie chronique se termine aussi quelquefois par la mort. Il y a recrudescence des symptômes ; l'épanchement de la plèvre devient purulent et les malades sont minés par la fièvre. Le pus se fait jour à l'extérieur ou dans les organes voisins, et le malade succombe rapidement ; ou bien encore la pleurésie chronique est la première étape de la phthisie pulmonaire, avec toute ses conséquences.

La gravité du mal dépend d'ailleurs de diverses circonstances. Ainsi, la pleurésie est plus dangereuse si elle s'étend à toute une plèvre, et davantage encore si les deux plèvres sont envahies simultanément. Il faut aussi se tenir en garde contre les épanchements considérables, surtout lorsqu'ils siégent des deux côtés de la poitrine. Enfin, quand la pleurésie est symptomatique d'une autre maladie, elle lui emprunte un caractère de gravité au moins relative, et suit assez généralement les phases bonnes ou mauvaises de l'affection à laquelle elle se rattache.

TRAITEMENT. — Les principaux médicaments à employer contre la pleurésie sont les suivants :

Aconit, médicament qui paraît avoir ici une vertu particulière ; car dans bien des cas il suffit seul à guérir la pleurésie, principalement si on l'administre dès le commencement de la maladie, et quand il y a de la toux avec fièvre intense, douleur aiguë et élancements de la poitrine.

Bryonia sera donné après **aconit**, quand la fièvre, la soif et la toux ayant diminué, il reste cependant de la douleur au côté.

Cantharis sera prescrit le troisième ou quatrième jour de la maladie, si l'on remarque qu'il s'est formé dans la poitrine un épanchement plus ou moins considérable.

Arsenic sera donné, soit lorsqu'il y a grande faiblesse avec tendance à de fréquentes syncopes ; soit quand l'épanchement faisant des progrès, le malade est menacé d'asphyxie ; soit enfin si la pleurésie se complique d'une bronchite.

Sulfur convient lorsque la douleur de poitrine étant en grande partie dissipée, le côté reste cependant encore sensible à l'impression du froid, bien que le malade puisse se remettre peu à peu à ses occupations ordinaires. C'est le médicament de la convalescence.

Phosphorus se donne surtout dans la pleurésie des enfants, quand la respiration est devenue difficile, presque impossible par suite des progrès de l'épanchement dans la poitrine ; par suite, grande prostration des forces, pouls presque insensible.

Spongia tosta pourra être administrée aussi dans la pleurésie des enfants. Ce médicament est pareillement indiqué lorsque la maladie a passé à l'état chronique.

V. page 9 pour le mode d'emploi des médicaments.

PNEUMONIE OU FLUXION DE POITRINE

La pneumonie est l'inflammation du poumon.
Cette maladie s'observe comme symptôme ac-

cessoire dans la bronchite, dans la rougeole, dans la fièvre typhoïde. C'est aussi un symptôme de la goutte et du rhumatisme. Affection de tous les âges, et sévissant dans tous les climats, la fluxion de poitrine est plus commune dans les pays froids et se rencontre plus fréquemment au printemps. Elle peut résulter, dans certains cas, d'une plaie du poumon; mais le plus souvent la maladie est due à l'action du froid, surtout lorsque le corps est échauffé, en d'autres termes à un refroidissement.

Dans quelques cas, il y a des symptômes précurseurs, malaise et abattement général, douleurs dans la région des reins, etc. Mais le plus ordinairement la maladie débute par un frisson plus ou moins intense, bientôt accompagné d'une douleur vive à la poitrine Au frisson succèdent la chaleur et la fièvre. Le malade est oppressé et respire difficilement. La toux apparaît ordinairement dès le commencement de la maladie. Elle détermine l'expectoration de crachats couleur brique pilée ou de rouille, ou safranés, jaune citron, etc. D'autres fois, ces crachats ont la couleur du jus de réglisse ou de pruneaux ; toutes nuances qui, dépendant de la plus ou moins grande quantité de sang mêlé avec les produits de l'expectoration, peuvent varier dans une pro-

portion assez notable. Ces crachats sont généralement visqueux, adhérents au fond du vase que
l'on peut renverser sans les répandre. Il y a un
violent mal de tête dans la région du front, de la
soif et manque d'appétit ; la langue d'ailleurs est
couverte d'un enduit blanc-jaunâtre. En outre, le
médecin qui applique son oreille sur la poitrine
du malade perçoit divers sons connus sous les
noms de *râle crépitant pur*, auquel succède bientôt la *respiration bronchique* qui est considérée
comme caractéristique dans cette maladie. Ces
bruits correspondent aux diverses lésions et aux
différents degrés de la pneumonie Les symptômes
vont en augmentant pendant deux ou trois jours
et restent ensuite stationnaires pendant un temps
qui varie de deux à cinq jours.

Puis il survient un amendement soudain, une
crise favorable au sortir de laquelle le malade entre
en convalescence. Nous parlons ici des cas les plus
heureux. Car la maladie n'a pas toujours une
issue favorable, soit qu'elle ait été livrée à elle-
même, ou bien qu'on l'ait mal soignée. La durée
de la maladie ne dépasse guère, en général,
quinze à vingt jours Lors même que la convalescence paraît assurée, il faut toujours se méfier
des rechutes qui sont toujours extrêmement dangereuses.

17.

La pneumonie peut passer aussi à l'état chronique. Il est rare que l'inflammation chronique du poumon se produise d'emblée et sans succéder à l'état aigu. Les malades incomplétement rétablis restent plusieurs mois, quelquefois même des années dans un état d'allanguissement inquiétant. Les forces et l'embonpoint ne se rétablissent pas, malgré le retour de l'appétit ; l'amaigrissement fait au contraire de nouveaux progrès, et le malade finit le plus souvent par succomber dans le marasme.

De même que pour la pleurésie, on doit remarquer que la pneumomie est beaucoup plus dangereuse quand les deux poumons sont attaqués. D'autre part, la pneumonie qui siége au sommet du poumon passe pour être plus grave que celle qui attaque une autre partie de l'organe. En réalité, la fluxion de poitrine présente toujours un danger réel.

TRAITEMENT. — La pneumonie est une des affections où le traitement homœopathique réussit le mieux. Pour nous, la guérison de la fluxion de poitrine est la règle, pourvu, bien entendu, que la maladie soit prise à temps. Voici les médicaments que l'on met généralement en usage :

Aconit dans la première période, lorsque la fièvre est accusée, le pouls fréquent et plein, la peau chaude et même brûlante, le visage rouge, la douleur de poitrine très-vive, avec oppression, et expectoration de crachats sanguinolents.

Bryonia convient, soit lorsque les premiers symptômes ont été amendés sous l'influence du médicament précédent; soit, dans beaucoup de cas où la fièvre étant peu intense, les autres symptômes ne paraissent pas présenter une gravité aussi grande, ou bien si l'on remarque que les douleurs de poitrine sont augmentées par les mouvements du corps.

Sulfur rend de grands services lorsque la fluxion de poitrine est arrivée au second degré; et si, à une fièvre violente, se joignent des sueurs abondantes.

Arsenic sera administré si l'on observe chez le malade une grande prostration des forces, de l'oppression, grande difficulté de respirer, avec tendance au refroidissement.

Phosphorus, lorsque les symptômes paraissent présenter une certaine gravité, que la toux et la respiration provoquent une exacerbation des douleurs de poitrine, que l'on voit le malade expectorer des crachats rouillés ; et si, d'ailleurs, la maladie ne paraît pas avoir été influencée heureusement ou atténuée par l'action des autres médicaments.

Tartarus sera administré quand le malade, très-oppressé, éprouvera une grande difficulté pour expectorer, et qu'en même temps la toux sera grasse, provoquant souvent un état congestif du côté du cerveau.

Belladona convient lorsqu'il y a des symptômes nerveux plus ou moins accusés, délire, hallucinations, et en même temps constriction du poumon, toux sèche, gêne de la respiration.

Mercurius, si la pneumonie provoque, particulièrement du côté gauche de la poitrine, des douleurs brûlantes et semblables à des coups de lancette fréquemment répétés, avec respiration difficile, excitation du système nerveux, soif, chaleur et sueurs, courbature dans les membres.

V. page 9 pour le mode d'emploi des médicaments.

PRURIGO

Le prurigo est une éruption à la peau, caractérisée par des papules peu saillantes et à peu près de même couleur que la peau, produisant une démangeaison très-vive et quelquefois intolérable.

Le prurigo attaque spécialement les femmes à leur âge critique, les vieillards et les enfants. Il siége sur les épaules, sur la partie externe des membres, à la nuque, aux parties génitales. La démangeaison est tellement forte, que les malades ne peuvent se retenir et se grattent souvent avec fureur. C'est une affection qui, pour n'être aucunement dangereuse, n'en présente pas moins de grands inconvénients, à cause de l'état d'excitation perpétuelle dans lequel il maintient les malades, auxquels il va dans certains cas jusqu'à enlever le sommeil.

TRAITEMENT. — Le prurigo étant une affection peu importante quant au danger qu'il présente pour la santé, on n'y attache pas toujours une attention suffisante. Cependant, il provoque des souffrances aiguës et insupportables qu'il importe de soulager. On y arrive généralement à l'aide des médicaments suivants :

Arsenicum doit être prescrit d'abord et constitue alors le meilleur remède. Cependant, il n'est pas toujours expédient de le conseiller, surtout chez les malades impatients et surexcités par la douleur ; car ce médicament, éminemment homœopathique ici, provoque le plus ordinairement d'abord une aggravation qui, pour être de peu de durée, n'en est pas moins réelle. En tout cas, il est bon que le malade soit prévenu de ce fait.

Nux vomica, Rhus, Pulsatilla sont

encore d'un emploi utile. **Calcarea** réussit
aussi.

Dans beaucoup de cas, les malades éprouveront
un grand soulagement en faisant usage de bains
salés.

V. page 9 pour le mode d'emploi des médicaments.

RHUMATISME

Nous désignons sous ce nom l'inflammation ues
membranes séreuses qui revêtent l'intérieur des
articulations. Cette inflammation peut s'étendre à
d'autres membranes séreuses, et au cœur.

Le rhumatisme se développe le plus souvent
sous l'influence du froid et de l'humidité. Il est
plus fréquent par conséquent pendant l'automne
et l'hiver. Il sévit particulièrement chez les personnes exerçant des professions qui les exposent
beaucoup aux variations plus ou moins brusques
de la température, par exemple les blanchisseuses
et les cochers. D'autre part, il y a souvent prédisposition héréditaire chez les sujets atteints par
cette maladie.

Le rhumatisme peut siéger sur une ou plusieurs
articulations. La partie malade est douloureuse,
gonflée, tendue ; la peau est brûlante et enflam-

mée ; le moindre mouvement arrache des cris au malade qui perd l'appétit et le sommeil. Il y a de la fièvre, et son intensité est en rapport avec la gravité de l'affection. La constipation est presque toujours observée. Quelquefois, il y a un moment de rémission, lorsque l'articulation d'abord attaquée paraît marcher vers la guérison ; mais bientôt une autre articulation est prise à son tour, et l'acuité des premiers symptômes se révèle de nouveau. Ces phénomènes d'exacerbation peuvent se renouveler ainsi plusieurs fois. En même temps, diverses complications peuvent survenir, notamment du côté du cœur et du cerveau. La maladie marche ainsi vers une terminaison heureuse ou funeste. La mort, quand elle arrive, est souvent la conséquence d'une complication. Mais le plus ordinairement la guérison peut être obtenue, et elle s'annonce par une diminution graduelle de la douleur et des autres symptômes qui décroissent lentement, non cependant sans laisser encore un peu de fièvre qui persévère pendant quelque temps et disparaît en dernier lieu. La durée de la maladie est de deux à six semaines environ.

Dans une forme moins accusée, il y a peu ou point de fièvre, la douleur est moins intense et tout se termine en une ou deux semaines.

D'autres fois, le rhumatisme affecte la forme chronique. Le malade conserve des douleurs plus ou moins sourdes qui redeviennent aiguës sous l'influence du plus léger refroidissement. Les mouvements demeurent gênés et difficiles dans les articulations qui ont été entreprises d'abord. Quand la maladie devient chronique, elle est beaucoup plus rebelle et peut persévérer fort longtemps.

Au lieu de se généraliser et d'attaquer successivement plusieurs articulations, le rhumatisme se localise quelquefois en une seule. Dans ce cas, l'inflammation plus tenace épuise toute son action sur l'articulation envahie, et elle y détermine les plus graves désordres. La douleur est atroce, même dans la complète immobilité du membre, toujours très-gonflé au niveau de l'articulation malade. Celle-ci, d'ailleurs, peut devenir le point de départ d'une abondante suppuration ou d'une désorganisation profonde. Cette forme de rhumatisme est grave et présente de grandes difficultés pour la guérison.

Traitement. — Beaucoup de médicaments ont été recommandés contre le rhumatisme. Ils répondent à des symptômes particuliers ou à une phase spéciale de la maladie. Je signalerai les principaux.

Aconit répond surtout aux symptômes suivants : fièvre vive avec douleurs accompagnées d'élancements dans la partie malade ; gonflement et rougeur de l'articulation, soif intense ; augmentation des douleurs pendant la nuit.

Bryonia convient dans des circonstances à peu près analogues, sauf cependant que ce médicament produira plus d'effet en succédant au précédent, surtout lorsque la fièvre est moins accusée ; quand les douleurs s'exaspèrent la nuit, et qu'il y a des sueurs abondantes à odeur acide.

Lorsque la sueur est abondante, mais sans apporter aucun soulagement, et qu'il y a sensation de froid dans les parties affectées, **Mercurius** est indiqué. Ce médicament est aussi très-utile quand les parties malades présentent un gonflement œdémateux, et que les douleurs paraissent augmenter sous l'influence de la chaleur du lit.

Quand le gonflement a disparu, ou s'il est peu prononcé, c'est le cas d'employer **colchicum**, surtout si les douleurs sont plus fortes le soir ou la nuit.

On donne **pulsatilla** dans le rhumatisme ambulant, c'est-à-dire lorsque le mal envahit successivement plusieurs articulations et passe rapidement de l'une à l'autre, et quand l'exposition à l'air fait éprouver à la partie malade un soulagement momentané.

Rhus correspond aux douleurs déchirantes et brûlantes avec sensation de tension et raideur dans l'articulation, faiblesse paralytique et fourmillement dans la partie malade, quand le repos produit une aggravation des symptômes, et que le froid ou l'humidité exaspèrent les douleurs.

Arnica convient dans des circonstances à peu près semblables et peut suppléer souvent le médicament précédent, et réciproquement ; avec cette particularité cependant que **arnica** trouve mieux son emploi quand les douleurs sont aggravées par les efforts que fait le malade pour se servir du membre affecté.

V. page 9 pour le mode d'emploi des médicaments.

ROSÉOLE

Fièvre éruptive caractérisée par de petites taches roses nombreuses et de formes variées. La roséole présente de grandes analogies avec la rougeole. Mais elle s'en distingue en ce que les taches sont beaucoup plus irrégulières, et parce que la maladie ne s'accompagne pas de l'inflammation des voies respiratoires. C'est une affection toujours bénigne et ordinairement passagère.

Elle se montre quelquefois comme symptôme dans le cours du rhumatisme, de la goutte ou du choléra. Quelquefois elle survient chez les personnes qui font usage du copahu à dose massive.

TRAITEMENT. — La roséole étant une affection généralement légère et bénigne, guérit le plus ordinairement sans qu'il soit besoin d'employer aucune médication. Toutefois dans quelques cas il est bon de recourir à certains moyens, soit pour hâter la fin de l'éruption, soit pour en atténuer les conséquences. On fera bien alors de recourir aux médicaments suivants :

Aconit, si l'éruption s'accompagne de fièvre. — **Coffea** s'il n'y a pas de fièvre, ou quand elle aura disparu. — **Mercurius** au cas où il y aurait mal de gorge. - Enfin **copahiva** lorsque l'éruption sera la conséquence de l'absorption du copahu à dose massive ; pourvu, bien entendu, que le médicament soit donné à dose infinitésimale.

V. page 9 pour le mode d'emploi des médicaments.

ROUGEOLE

La rougeole est une fièvre éruptive caractérisée par l'apparition sur la peau de petites taches rouges très-larges, irrégulièrement festonnées. Cette éruption s'accompagne ordinairement du larmoiement des yeux et de l inflammation des voies respiratoires.

La rougeole est contagieuse et souvent épidémique. On l'observe surtout au printemps. Maladie très-fréquente à laquelle peu de gens échappent, elle sévit surtout sur les enfants et les adolescents. Ordinairement on n'en est atteint qu'une fois; mais cette règle n'est pas sans exception.

Dans sa forme la plus ordinaire, la rougeole, comme toutes les fièvres éruptives, présente trois périodes, l'invasion, l'éruption et la desquamation.

Invasion. — Après une incubation d'une durée variable, le malade est pris brusquement par une fièvre continue assez forte, accompagnée de mal de tête. Bientôt survient une toux sèche et quinteuse, de l'oppression, et une douleur qui se fait sentir comme une barre à la base de la poitrine. Les yeux sont larmoyants, le nez est enchifrené, et le malade éprouve un sentiment de lassitude et de brisement dans les membres.

Éruption. — Entre le deuxième et le cinquième jour, apparition, d'abord à la face, et successivement sur le cou, la poitrine et les membres, de petites taches rouges, distinctes, presque circulaires, peu proéminentes et disparaissant facilement sous la pression du doigt. En s'élargissant, ces taches se réunissent en partie, laissant cependant entre elles quelques espaces de la peau non atteints. Parfois, l'éruption se produit aussi sur le voile du palais. La fièvre continue tant que l'éruption n'est pas terminée, et souvent il s'y ajoute du mal de gorge. Il y a encore de la toux, mais plus grasse, et l'oppression est moindre. Les taches commencent à pâlir du deuxième au quatrième jour de l'éruption, et à partir de ce moment la fièvre et les autres symptômes diminuent d'intensité.

Desquamation. — Les taches disparaissent, et à leur place l'épiderme se détache en petits lambeaux farineux, rarement par plaques. En même temps la toux et l'enchifrénement des muqueuses cessent, et le malade revient à la santé. — La durée de la maladie dans les conditions ordinaires est d'une à deux semaines environ.

Mais il arrive que la rougeole présente des anomalies et des complications. Ainsi, l'éruption est nulle ou mal caractérisée ; ou bien la fièvre et l'oppression présentent une intensité plus grande. D'autres fois, les symptômes inflammatoires des voies aériennes s'accentuent avec une énergie de mauvais augure. Dans quelques cas, le larmoiement des yeux se transforme en ophthalmie plus ou moins grave. De ces données il résulte que, si la rougeole n'est pas en elle-même une affection grave, elle peut le devenir, soit par les complications qui l'accompagnent, soit à cause des affections dont elle provoque le développement, et qu'elle laisse souvent après elle. C'est pourquoi dans le traitement, il conviendra de se préoccuper de ces complications et des conséquences qu'elles peuvent entraîner.

TRAITEMENT. — Nous signalerons ici les médicaments les plus employés contre la rougeole.

Aconit est très-recommandé par Hahnemann qui considère ce médicament comme ayant contre la rougeole une efficacité extraordinaire. Il est utile surtout à la période de début, lorsqu'à une fièvre accompagnée de chaleur et d'agitation se joint une toux sèche et creuse avec élancements dans les côtés de la poitrine et saignement de nez.

Pulsatilla n'est pas moins utile que le précédent. Mais l'action de ce médicament se fait surtout sentir lorsque la fièvre est tombée, ou au moins notablement diminuée. Un des symptômes qui appellent le plus l'action de la pulsatille, c'est quand il y a inflammation et douleur dans l'oreille. Ce médicament facilite d'ailleurs la sortie de l'éruption; et il n'est pas moins utile à la période de desquamation.

Belladona convient lorsqu'il y a complication d'accidents du côté du cerveau, notamment du délire ou des convulsions, symptôme plus fréquent chez les enfants que chez les adultes ; ou encore si l'on constate un mal de gorge plus ou moins accusé, avec difficulté d'avaler, ou élancements douloureux en avalant, même les liquides.

Coffea est d'un bon usage lorsqu'il y a de l'agitation et de l'insomnie ; et aussi quand la toux est sèche, vibrante et très-fréquente.

Bryonia ne sera guère donnée que dans les cas où la rougeole se complique de désordres graves du côté de la poitrine, ou si l'on constate des douleurs ressemblant à celles du rhumatisme; et quelquefois aussi lorsqu'il s'agit de rappeler l'éruption répercutée à l'intérieur.

Sulfur convient quand l'éruption est peu développée, ou si l'inflammation des yeux est très accentuée. Ce médicament pourra être donné et continué pendant un certain temps, même lorsque le malade est entré en convalescence.

Arsenic répond à une partie des complications de la rougeole, notamment aux accidents typhoïdes avec vomissements et diarrhée.

Silicea et **viola odorata** ont une grande action chez les enfants. Souvent ces deux médicaments suffisent à eux seuls dans la rougeole du premier âge. — **Calcarea** devra être préférée lorsque les petits malades présenteront les apparences du tempérament lymphatique ou scrofuleux.

La convalescence de la rougeole doit être surveillée avec d'autant plus de soin que, d'après un préjugé trop répandu, on n'attache pas toujours assez d'importance à cette période de la maladie. Une des principales précautions à prendre est de ne pas s'exposer trop rapidement à l'influence de l'air extérieur. Grâce à l'énergie du traitement homœopathique, on peut abréger considérablement le temps de l'épreuve. Mais il ne faut pas perdre de vue cependant que de graves complications peuvent surgir inopinément, si l'on n'agit pas avec la plus grande circonspection. Une imprudence en pareil cas coûterait assez cher, pour que l'on doive l'éviter à tout prix.

V. page 9 pour le mode d'emploi des médicaments.

SCARLATINE

La scarlatine est une fièvre éruptive caractérisée par une éruption d'un rouge uniforme, et accompagnée d'une angine particulière.

C'est une maladie contagieuse et qui sévit aussi épidémiquement. Elle se montre le plus souvent de trois à dix ans, et diminue de fréquence à mesure qu'on avance en âge. Elle n'attaque d'ordinaire qu'une seule fois le même individu. — Comme dans la rougeole, on distingue ici trois périodes, invasion, éruption et desquamation.

Invasion. — Dans quelques cas, l'éruption apparaît brusquement. Mais le plus ordinairement elle est précédée de quelques symptômes qui sont : une douleur à la gorge et un grand mal de tête, des nausées et des vomissements. La fièvre ne tarde pas à paraître. On signale aussi dans quelques cas des douleurs dans les reins et les membres, et des saignements de nez.

Éruption. — Dès le second jour, et quelquefois même à la fin du premier, apparaît l'éruption, aux joues d'abord, et presque en même temps à la poitrine, au ventre et aux cuisses. C'est d'abord une rougeur générale formée de points très-rapprochés ou de taches irrégulières non distinctes. Cette rougeur, qui s'efface sous la pression, devient

18

chaque jour plus foncée, surtout le soir. La face se gonfle, ainsi que les pieds et les mains. La langue devient sèche et rouge et présente l'aspect d'une fraise ; le mal de gorge augmente et les amygdales se tuméfient au point de faire craindre quelquefois la suffocation. Les glandes du cou sont engorgées, les yeux rouges, les urines rares, le sommeil est agité.

Desquamation. — Vers le septième jour de la maladie, quelquefois plus tard, la peau commence à pâlir, et bientôt commence aussi la desquamation qui s'opère par lambeaux assez considérables, surtout aux mains et à la figure. En même temps, l'angine et les autres symptômes concomitants diminuent d'intensité. Quelquefois il y a un redoublement temporaire de la fièvre ; mais elle aussi ne tarde pas à tomber définitivement. Dans quelques cas, le malade éprouve à ce moment des douleurs à forme rhumatismale, symptôme qui se prolonge souvent jusqu'à la fin de la desquamation. Celle-ci met parfois un temps assez long à s'opérer, et peut durer un et deux mois.

Telle est la marche ordinaire de la scarlatine. Sa durée est extrêmement variable, eu égard surtout au temps que demande quelquefois la période de desquamation. Ordinairement, la maladie os-

cille entre dix et trente jours. Dans les cas réguliers et normaux, la guérison est la terminaison la
plus fréquente. Mais il n'en est pas ainsi lorsque
la scarlatine sévit épidémiquement, ou quand il y
a des complications dont il nous faut dire quelques
mots.

Ces complications sont nombreuses. Quelquefois, chez les enfants, il y a des convulsions. Plus
souvent on observe des méningites, des inflammations des membranes séreuses, particulièrement des articulations. Dans d'autres cas, ce sont
des phlegmons et des abcès. Pendant certaines
épidémies, les malades ont des attaques de nerfs
(éclampsie), souvent accompagnées d'anasarque
(V. ce mot). La surdité est une complication fréquente, et qui, chez les enfants, peut entraîner la
mutité, parce qu'ils oublient ou ne peuvent ap-
prendre le langage articulé. Ces complications et
quelques autres peuvent donner à la maladie un
caractère de gravité insolite. Il en est de même
lorsque la scarlatine affecte la forme maligne. Elle
est alors très-meurtrière.

TRAITEMENT. — Dans le traitement de la scarlatine, on doit se préoccuper non-seulement de la
guérison, mais encore de la prophylaxie ou préservation.

Belladona est par excellence le prophylactique de la scarlatine. On ne saurait donc assez conseiller son emploi lorsque cette fièvre sévit épidémiquement. Si l'usage de la belladona ne préserve pas toujours et infailliblement, on peut cependant affirmer, et des faits nombreux autant qu'incontestables sont là pour le démontrer, que la préservation est la règle, et que les exceptions sont excessivement rares. Du reste, la belladone n'agit pas seulement comme prophylactique, et on l'emploie parfaitement pendant tout le cours de la maladie, surtout pendant les deux premiers périodes. Ce médicament répond d'ailleurs à quelques-unes des complications de la scarlatine, notamment aux accidents qui peuvent survenir du côté du cerveau ou du système nerveux.

Aconit pourra être donné concurremment avec le médicament précédent, ou lui succéder suivant les cas, quand la fièvre est très-intense, avec toux sèche, saignement de nez, congestion à la tête. C'est encore l'aconit qui réussit le mieux contre le mal de gorge ou angine scarlatineuse, contrairement à l'analogie qui assignerait ce rôle à la belladona.

Mercurius convient lorsque le mal se complique du gonflement des amygdales et des glandes du cou, avec salivation et fétidité de l'haleine, ou bien encore s'il y a des ulcères dans la bouche.

Lachesis est indiqué dans la forme maligne de la scarlatine dont il est le médicament le plus énergique, principalement quand il y a des hémorrhagies, et par suite épuisement des forces.

Arsenic répond pareillement à quelques-uns des accidents de la forme maligne, particulièrement à la fièvre nocturne avec chaleur brûlante ; et quand il y a angine avec tendance à se terminer par la gangrène. Ce médicament est encore usité contre les hydropisies qui font quelquefois suite à la scarlatine.

Opium est très-utile quand on remarque chez le malade de la somnolence, de l'affaissement et de la prostration.

V. page 9 pour le mode d'emploi des médicaments.

SCROFULE

La scrofule est une maladie générale de l'économie, à forme chronique, caractérisée par des affections multiples très-diverses des parties molles et des os, et spécialement par des engorgements ganglionnaires, avec tendance à la suppuration.

La scrofule est souvent héréditaire : on l'observe plus souvent chez les enfants d'époux avancés en âge ou liés par un degré de parenté. Elle

18.

se manifeste en général dans la première enfance, rarement après la puberté. Les mauvaises conditions hygiéniques longtemps continuées-peuvent aussi engendrer cette maladie, mais plus particulièrement chez des sujets déjà prédisposés à la contracter.

La scrofule s'annonce chez l'enfant par diverses ruptions à la peau, et en particulier par ce que l'on appelle vulgairement la croûte de lait. En même temps, on remarque de fréquents rhumes de cerveau, des écoulements par l'oreille, des ophthalmies. Plus tard, ces affections prennent une certaine gravité ; les glandes du cou commencent à s'engorger et parfois vont jusqu'à suppurer. Les yeux sont le siége d'ulcérations qui peuvent aller jusqu'à la perforation du globe oculaire. Les écoulements par le nez et l'oreille s'accompagnent de la carie des os de la région et d'abcès froids. A une période plus avancée, les glandes de diverses régions s'engorgent et suppurent à leur tour ; une ou plusieurs articulations deviennent le siége de tumeurs blanches ; les vertèbres et les côtes sont envahies par la carie. Plus tard, et souvent, sinon toujours, des tubercules apparaissent dans divers organes ou viscères et y déterminent les plus graves désordres. Finalement, le malade tombe dans la cachexie scrofuleuse : la figure est pâle et bouffie, les chairs flasques, les membres infiltrés ou œdémateux. A ces symptômes se joint la diarrhée qui affaiblit graduellement les forces du malade, lequel finit par succomber s'il n'a été efficacement secouru.

Il s'en faut que l'on retrouve chez tous les scrofuleux l'universalité des symptômes décrits ici, les uns étant plus accusés, les autres passant presque inaperçus. D'autre part, la maladie peut parcourir toutes ses phases en un temps relativement court, ou au contraire durer plusieurs années, selon qu'elle a revêtu une forme plus ou moins maligne. Du reste, si la scrofule est une ffection dont la gravité ne saurait être contestée, il est également vrai que dans bon nombre[1] de cas il est possible de la guérir.

TRAITEMENT. — La scrofule étant une affection complexe et qui attaque tout l'organisme, son traitement demande une attention particulière et longtemps soutenue. Car il ne faut pas se dissimuler que, malgré les soins les mieux entendus, il faut souvent, pour ne pas dire toujours, des mois et des années pour arriver à se rendre maître du mal. Ici d'ailleurs, l'hygiène est d'un très-grand secours à la médication proprement dite et doit la seconder. Quant aux médicaments à employer contre la scrofule, les principaux sont :

Calcarea, remède de fond, comme l'appelle M. Teste, mais dont l'usage cependant ne doit pas être indéfiniment continué, répond surtout aux symptômes suivants : tête volumineuse, dartres et croûtes au visage, engorgement et suppuration des glandes du cou et du ventre ; inflammation fréquente et agglutination des paupières, diarrhée fréquente.

Sulfur convient presque dans les mêmes cas que **calcarea**. Ces deux médicaments se suppléent souvent l'un l'autre, suivant les sujets. Mais pas plus que l'autre, celui-ci ne doit être d'un usage trop prolongé. Une des indications particulières de **sulfur**, c'est lorsqu'il y a des symptômes graves du côté des os ou des articulations.

Iodium a une action très-marquée contre l'induration et l'engorgement des glandes du cou et des autres parties du corps, notamment à la région abdominale. On donne encore ce médicament quand la scrofule détermine un amaigrissement considérable ou occasionne des désordres du côté des voies respiratoires.

Mercurius solubilis sera donné quand on remarquera que les dents ont une tendance à s'ébranler et que l'haleine est fétide de même que la transpiration pendant la nuit. Médicament pareillement utile contre l'engorgement et la suppuration des glandes.

Silicea est considéré avec raison comme un médicament presque héroïque dans la scrofule. Cependant il faut tenir compte des circonstances et avoir grand soin de ne le donner que quand il est indiqué. M. Teste remarque qu'il réussit mieux en été qu'en hiver, et plutôt chez les sujets bruns que chez les blonds. **Silicea** sera très-utile lorsqu'il y aura des écrouelles proprement dites : souvent ce médicament en empêchera la suppuration ; ou du moins, lorsque ce malheur n'aura pu être conjuré, hâtera la cicatrisation. D'une manière générale, **silicea** sera salutaire ,dans la scrofule, toutes les fois qu'il y aura engorgement ou suppuration prolongée des tissus ou des os, tendance à la tumeur blanche, écoulement par l'oreille, coryza fréquent.

Dulcamara convient quand il y a chez les scrofuleux des dartres humides, surtout si elles siégent à la tête et qu'elles s'accompagnent du gonflement des glandes du cou. Il en est de même de **conium** ; seulement ce médicament trouve mieux sa place à une période plus avancée de la maladie : son action s'exerce d'ailleurs particulièrement sur le sein, lorsque la glande, qui constitue cet organe, se trouve tuméfiée, chez l'homme comme chez la femme.

Rhus est considéré à juste titre comme ayant dans beaucoup de cas une action décisive sur l'engorgement douloureux des glandes du cou, avec rougeur érysipélateuse de la partie. Ce médicament convient encore contre la teigne, les dartres et autres éruptions siégeant à la face qui accompagnent souvent la scrofule.

Tels sont les principaux médicaments mis ordinairement en usage contre cette maladie redoutable. Mais c'est ici plus que partout peut-être qu'il faut rappeler que nous n'écrivons qu'un abrégé court et succinct. En effet, suivant la marche de la maladie et ses phases, suivant le climat habité par le malade, suivant les conditions sociales et autres, dans lesquelles il se trouve posé, etc., le traitement devra subir diverses modifications, et de nouveaux médicaments seront mis à contribution. Il importe aussi de ne pas oublier, ainsi que nous le disions en commençant, que l'hygiène doit tenir ici une place importante, et seconder, ou pour mieux dire, soutenir le traitement médical. Dans quelques cas même, et avant les manifestations extérieures de la scrofule, l'hygiène entre pour la part la plus large dans le traitement dont elle est alors la base.

V. page 9 pour le mode d'emploi des médicaments.

SEIN (EXCORIATIONS ET GERÇURES) [1]

Ces lésions siégent en général au mamelon. Il
est très-rare de les observer en dehors de l'état
d'allaitement. On les rencontre principalement
chez les femmes jennes et à peau fine qui nour-
rissent pour la première fois. Souvent l'enfant
exerce une succion très-énergique, très-douloureuse pour la mère ; il en résulte des excoriations
bientôt suivies de gerçures et de crevasses du mamelon. Il est à peine nécessaire d'ajouter que, si
la femme continue malgré tout d'allaiter, les gerçures deviennent plus grandes et plus douloureuses, et il se forme des crevasses profondes. La
mamelle devient le siége d'un écoulement sanguin,
auquel répondent souvent des accidents généraux
sérieux, notamment la fièvre, la perte du sommeil et de l'appétit. Enfin cette affection peut devenir le point de départ d'un abcès du sein.

Traitement. — La peau du mamelon commence quelquefois à se fendiller plusieurs semaines avant l'accouchement. Alors, on fera bien
de pratiquer chaque jour des lotions d'eau froide.
Dans bien des cas, cette simple précaution suffit

1. Pour les autres affections (tumeurs, cancer, etc.)
voir mon *Traité des maladies des femmes*, etc., déjà
cité.

pour prévenir les excoriations. Mais si malgré cela la gerçure se produit, on prendra :

Chamomilla dès le principe, au cas où il y aurait inflammation ou même ulcération. Mais ce médicament ne doit pas être continué longtemps ; et s'il ne produit pas promptement l'effet attendu, on donnera successivement *graphites*, *sulfur* et *calcarea*.

Comme application externe, *arnica* en teinture (10 gouttes pour 100 gram. d'eau) pourra passer en première ligne. Si l'on n'en obtient pas le résultat désiré, on emploiera de même la teinture de *benjoin* qui réussit le plus ordinairement.

Disons en passant qu'il ne faut jamais employer en pareil cas, aucune substance vénéneuse. L'empoisonnement de l'enfant et de graves désordres dans la santé de la mère pourraient être la conséquence de cette imprudence.

V. page 9 pour le mode d'emploi des médicaments.

STOMATITE OU INFLAMMATION DE LA BOUCHE

C'est l'inflammation de la membrane muqueuse qui tapisse la cavité buccale.

Cette affection se montre quelquefois chez les

.enfants au moment de la dentition, ou à la suite de la carie d'une dent. D'autres fois, elle est due au contact d'un liquide irritant ou corrosif, ou trop chaud, qui alors détermine une brûlure plus ou moins profonde. Dans certains cas, l'inflammation se propage des organes voisins, et en particulier de la gorge. L'ingestion de composés mercuriaux détermine aussi chez quelques personnes une stomatite d'une forme particulière.

On remarque une rougeur par plaques disséminées sur les lèvres, au palais, aux gencives, sur la langue et à l'intérieur des joues, où l'on voit souvent l'empreinte des dents. L'inflammation s'étend quelquefois à la langue. Le malade éprouve une douleur cuisante que le moindre contact exaspère. D'ailleurs, peu ou pas de fièvre. Cette affection dans son état de simplicité, ne dure ordinairement que quelques jours ; mais elle se reproduit très-facilement, et les rechûtes sont fréquentes.

Lorsque la stomatite est produite par l'action du mercure, elle présente comme symptômes particuliers le gonflement des gencives dont le bord libre est d'un rouge livide, et une salivation extrêmement abondante. Les malades ont dans la bouche une saveur métallique, et leur haleine est fétide. La langue se gonfle et acquiert quelquefois un volume considérable. Les dents se dé-

19

chaussent, et l'on voit apparaître sur les gencives, et la langue de larges ulcérations arrondies, couvertes d'une pellicule blanchâtre. Dans les cas graves, la gangrène s'empare des parties enflammées.

TRAITEMENT. — Parmi les médicaments employés contre la stomatite, nous signalerons :

Mercurius est ici le remède principal, surtout quand il y a odeur fétide de la bouche, avec écoulement de salive abondante, ébranlement des dents, douleurs aux mâchoires, gencives saignant facilement, gonflement de la langue.

Staphysagria convient aussi lorsque les dents s'ébranlent ; quand les gencives pâles et boursoufflées présentent des excroissances fongueuses, et qu'en même temps les glandes du cou sont engorgées.

Natrum muriaticum, si par suite de l'inflammation la cavité buccale est devenue extrêmement sensible à l'impression du chaud ou du froid ; ou encore si l'on remarque dans la bouche des ulcérations et des vésicules.

Arsenic, lorsque la langue participant à l'inflammation de la bouche est ulcérée sur ses bords, et s'il y a des aphthes.

Nux vomica chez les personnes à occupations sédentaires ou qui usent ordinairement d'une alimentation trop abondante ; et si les gencives étant douloureuses, gonflées et ulcérées, il s'en dégage une odeur fétide, avec salivation sanguinolente.

V. page 9 pour le mode d'emploi des médicaments.

SYPHILIS OU VÉROLE

Maladie vénérienne contagieuse, transmise par des rapports sexuels ou par hérédité. La syphilis est caractérisée par des ulcérations ou chancres, et par des phénomènes consécutifs très-variés qui siégent sur divers organes.

La syphilis se présente sous diverses formes dont nous dirons quelques mots. Dans la forme commune que nous étudierons ici, on distingue trois périodes : accidents primitifs, secondaires et tertiaires.

Accidents primitifs. — Lorsque la vérole est le résultat de rapports sexuels contagieux, elle débute par le *chancre*. Ce chancre apparaît quelques jours après le coït impur, de préférence sur les organes génitaux. Ce n'est d'abord qu'une simple rougeur qui dégénère ensuite en ulcération. Bientôt celle-ci s'indure et présente un fonds grisâtre et des bords taillés à pic. En même temps les ganglions de la région s'engorgent et con-

stituent des bubons qui à la longue peuvent suppurer. Cependant l'induration manque quelquefois
chez la femme, où l'on observe plus souvent des
plaques muqueuses. La plaque muqueuse résulte
d'une sorte de cicatrisation du chancre qui se
trouve ainsi transformé en une saillie granuleuse
recouverte d'une pellicule rosée.

Accidents secondaires. — Ils consistent en
diverses éruptions et lésions organiques. Après
un laps de temps qui peut varier de un à six mois
environ, on voit survenir d'abord divers malaises ; les cheveux tombent, le visage est flétri.
Viennent alors les éruptions, notamment la *roséole*,
le *lichen*, la *varicelle*. Puis on observe du mal de
gorge, des croûtes dans les cheveux, l'engorgement
des glandes du cou. Plus tard apparaissent de nouvelles éruptions, telles que le *psoriasis* de la paume
de la main, l'*ecthyma* et les diverses *syphilides*.
Ces éruptions dégénèrent parfois en ulcérations qui vont attaquer les parties plus profondément situées. On remarque aussi pendant cette
période l'*iritis* et l'*onyxis*, affections de l'œil et de
l'ongle ; et le *sarcocèle,* affection du testicule qui
peut se ramollir et suppurer. Les accidents secondaires sont contagieux comme ceux de la première
période.

Accidents tertiaires. — Ils se présentent à

une époque plus tardive, et ne sont plus contagieux. La peau est le siége du *rupia* à croûtes épaisses et verdâtres. Dans le tissu sous-jacent, on observe des *gommes*, tumeurs suppurantes et produisant des ulcérations. C'est surtout le système osseux qui est le plus éprouvé. Outre les *douleurs ostéocopes* aggravées par la chaleur du lit, il y a des *exostoses* ou tumeurs osseuses, des *caries* et des *nécroses*. De là proviennent quelquefois ces hideuses solutions de continuité qu'on voit au visage de quelques syphilitiques, auxquels manquent le nez ou une portion de la mâchoire, etc. Plus tard, on observe des complications viscérales, notamment la phthisie laryngée et pulmonaire, des tumeurs syphilitiques au cœur, au foie, aux reins ; et même des accidents cérébraux. Finalement, le malade tombe dans la·*cachexie*, et périt après un ·temps plus ou moins long dans un état de consomption avancée. Ou bien il survient une complication aiguë à laquelle il ne peut résister.

Nous avons dit que la·syphilis était quelquefois héréditaire. Dans ce cas, elle se développe chez l'enfant, soit pendant les premières semaines de la gestation, soit peu de temps après la naissance. D'autres fois la maladie n'apparaît qu'après la seconde dentition ou au moment de la puberté.

Elle peut provenir du père ou de la mère, et se communiquer du nourrisson à la nourrice. Réciproquement, et en dehors de toute question d'hérédité, la nourrice peut communiquer la vérole au nourrisson.

Telle est la syphilis, dans sa forme la plus commune. Mais elle peut offrir plus de bénignité, ou au contraire affecter la forme maligne. Dans le premier cas, on n'observe guère que les accidents ou symptômes primitifs. C'est à cette forme que peut se rapporter en grande partie ce que certains auteurs décrivent sous le nom de chancre mou. La forme maligne, au contraire, présente des accidents d'une gravité telle, que la cachexie arrive souvent avant que les affections consécutives aient eu le temps de se produire. Un des symptômes les plus fréquents de la syphilis à forme maligne, c'est le *phagédénisme.* Il consiste en ce que le chancre primitif ou un des bubons s'accroît par une de ses extrémités, tandis que l'autre tend à se cicatriser et s'étend indéfiniment, en rampant le long des organes et des membres qu'il ronge petit à petit, et sur lesquels il laisse des cicatrices hideuses et indélébiles.

Après notre description de la syphilis, il est à peine nécessaire de dire que si cette maladie n'entraine pas fréquemment une mort prochaine, du moins elle mine toujours profondément la santé. On ne saurait donc apporter trop d'attention aux soins qu'il convient de donner contre une affection si redoutable.

TRAITEMENT. — Les diverses formes que revêt la syphilis demandent l'usage d'un certain nombre de médicaments. Nous signalerons en particulier;

Mercurius qui est le médicament de fond contre cette maladie. Disons à ce propos que le mercure est depuis longtemps mis en usage par l'ancienne école qui fait ici, sans s'en douter peut-être, de l'homœopathie pure. Peu de substances en effet sont aussi homœopathiques à une maladie, que le mercure l'est à la vérole. Il répond à la plupart des symptômes de ce terrible mal, et c'est généralement par lui qu'on doit commencer le traitement. Je sais bien que dans quelques cas encore assez rares, on a pu guérir certains chancres sans administrer de mercure. Mais ces faits sont presque des exceptions. Disons aussi que rien ne paraît justifier le très-grand éloignement, l'aversion même, que beaucoup de malades paraissent éprouver pour l'usage de ce médicament. Il est bon d'ailleurs de savoir que la plupart des médicaments plus ou moins prodigieux préconisés par certains guérisseurs, contiennent du mercure en quantité notable, et que c'est précisément à cette substance que les médicaments en question doivent leur vertu.

Kali hydriodicum convient surtout contre les accidents des périodes secondaire et tertiaire, et en particulier lorsqu'il y a des douleurs ostéocopes augmentées la nuit par la chaleur du lit ; ce médicament réussit. encore contre certaines manifestations du côté de la peau.

Nitri acidum combat les accidents du phagédénisme et ceux consécutifs aux bubons. — **Arsenic** s'emploie dans les mêmes circonstances, et aussi contre les syphilides cutanées. — **Thuia** correspond aux lésions des os ou à certaines douleurs névralgiques ou pseudo-rhumatismales déterminées par la syphilis. On le donne encore contre les chancres secondaires à la gorge. — **Aurum** s'emploie dans des circonstances analogues.

V. page 9 pour le mode d'emploi des médicaments.

TEIGNE

C'est une affection de la peau siégeant ordinairement au cuir chevelu et exceptionnellement sur d'autres parties du corps. Elle est caractérisée par une éruption composée d'abord de petits boutons rouges, auxquels succèdent de petites pustules rouges. L'humeur qui en sort forme, en se desséchant, des croûtes adhérentes, jaunâtres et toujours déprimées en godet.

La teigne résulte de la présence sur la peau d'une sorte de parasite végétal ou champignon appelé *favus*, d'où le nom de teigne faveuse. C'est une affection très-contagieuse et qui se communique non-seulement par le contact direct, mais encore par les vêtements et les divers engins qui ont pu servir à nettoyer la tête des malades. On observe la maladie principalement chez les enfants de sept à huit ans, surtout ceux auxquels manquent les soins de la plus méticuleuse propreté. Néanmoins les précautions les plus sévères ne sont pas toujours un obstacle à l'invasion du mal.

La teigne est une affection extrêmement tenace, et quand on parvient à la faire disparaître, elle laisse souvent des cicatrices indélébiles. La maladie dure quelquefois des mois et même des années, surtout si l'on ne suit pas une médication bien dirigée.

TRAITEMENT. — Pour arriver à guérir la teigne, il faut quelquefois recourir à l'épilation des cheveux dont le bulbe est attaqué, et les arracher un à un. Mais avec la médication homœopathique, on arrive souvent à éviter aux malades cette opération fatigante et quelquefois assez pénible. On y arrive à l'aide des médicaments suivants :

Sulfur. On le donne contre la teigne qui s'accompagne de croûtes laissant suinter un pus épais et fétide, ou de l'engorgement des glandes du cou ; de même encore lorsqu'il y a des boutons provoquant de vives démangeaisons.

Hepar, lorsque la teigne ayant envahi non-seulement la tête, mais encore le visage et jusqu'aux paupières, détermine sur ces diverses parties une douleur vive et une rougeur accentuée, ou une ophthalmie.

Dulcamara se donne comme **sulfur,** dans les teignes humides, chez les enfants blonds et rosés, et si les glandes venant à s'engorger, ne déterminent cependant aucune douleur.

Rhus convient quand l'éruption est humide, répand une très-mauvaise odeur, et se recouvre de croûtes suppurantes et verdâtres qui rongent les cheveux. — **Staphysagria** est aussi d'une grande utilité dans les mêmes circonstances, quand on remarque sur le cuir chevelu des boutons, épars d'abord, et qui peu à peu tendent à se réunir pour former de larges plaques. Souvent, dans ces divers cas, on trouve des poux en grande quantité.

Graphites, lycopodium et **arsenic** sont encore très-utiles contre les diverses manifes-

tations de la teigne. Mais il serait trop long de dé
limiter ici l'action de chacun de ces médicaments.

Comme traitement local, on conseille souvent de
recouvrir de cataplasmes les parties malades, afin
de provoquer ainsi la chute des croûtes ; après
quoi, on pratique sur la tête des lotions, soit avec
du savon noir dissous dans de l'eau, soit avec
mercurius corrosivus dilué dans 500 ou
1000 fois son poids d'eau.

V. page 9 pour le mode d'emploi des médicaments.

ULCÈRES

Un ulcère est une solution de continuité avec
perte de substance, et tendant à se perpétuer.

Certains ulcères sont le résultat ou le symptôme
d'autres affections. Tels sont les ulcères cancéreux,
syphilitiques, ou scrofuleux ; tels sont encore
ceux qui sont produits et entretenus par la carie
ou la nécrose de certains os. Nous n'avons pas à
en parler ici, leur traitement se confondant avec
celui de la maladie dont ils dérivent. D'autres
ulcères, au contraire, paraissent résulter d'une
cause purement locale et ne dépendre aucunement d'une autre maladie. Nous dirons quelques
mots de ceux-ci.

Ils siégent ordinairement aux membres inférieurs, et plus souvent à la jambe gauche. On trouve alors une solution de continuité à étendue variable, à fond grisâtre ou violacé et saignant au moindre contact. Peu de douleur en général, ce qui est cause que quelquefois les malades se préoccupant trop peu de leur état, conservent ainsi des ulcères pendant plusieurs années. Mais il arrive aussi que le moindre écart de régime amène diverses complications, notamment l'inflammation et la gangrène.

TRAITEMENT. — Nous signalerons, parmi les médicaments employés contre les ulcères :

Arsenic, indiqué principalement lorsque les ulcères paraissent de provenance dartreuse, ou lorsque leurs bords sont durs et calleux, et aussi quand ils provoquent des douleurs et des démangeaisons qui se font sentir surtout la nuit.

Carbo vegetabilis convient dans le cas où la plaie ulcéreuse détermine des douleurs brûlantes, ou bien encore si elle laisse suinter un pus fétide. — **Silicexa** pourra être employée dans les mêmes circonstances.

Lachesis est efficace contre les ulcères à forme rongeante qui s'étendent en surface et s'entourent d'éruptions pustuleuses ou vésiculeuses, avec tendance à s'ulcérer à leur tour.

Sulfur est un médicament parfois héroïque

contre les ulcères, et dans certains cas il n'est pas
besoin d'en employer d'autres. Il réussit principalement chez les vieillards, quand la plaie est
superficielle, et ne s'accompagne pas de douleurs
lancinantes.

Pœonia est recommandé par le docteur Ozanam contre les ulcères de la partie inférieure du
corps. Notre confrère a obtenu de très-bons résultats avec ce médicament.

N. B. Ces médicaments s'emploient ici tant à
l'extérieur qu'à l'intérieur.

V. page 9 pour le mode d'emploi des médicaments.

URINE (INCONTINENCE D')

Cette affection, ou plutôt cette infirmité, consiste
en ce que l'urine contenue dans la vessie s'écoule
involontairement au dehors.

Il y a des personnes qui pissent au lit la nuit,
rêvant qu'elles sont sur le vase. Ceci n'est pas de
l'incontinence d'urine, car l'accident résulte
alors seulement d'une perception fausse due à la
profondeur du sommeil, et ne se produit jamais
chez les personnes pendant la veille.

Dans l'incontinence d'urine, l'écoulement peut
se produire goutte à goutte par le canal de l'urè-

thre ; ou bien, il se fait à certains intervalles un écoulement par jet, surtout la nuit, que le sujet soit éveillé ou non. Dans le premier cas, l'incontinence d'urine est permanente; elle est intermittente dans le second. Or, la première se rencontre fréquemment chez les personnes âgées, et elle est souvent le résultat d'une lésion du cerveau. D'autres fois elle est occasionnée par une émotion violente, une attaque de nerfs, des convulsions. Enfin, elle est fréquente pendant la grossesse et au moment de l'accouchement. Quant à l'incontinence d'urine intermittente, on l'observe surtout chez les enfants. Selon toute probabilité, la profondeur du sommeil unie à une certaine paresse, a pu être la cause occasionnelle première de ce débordement Puis l'habitude se prend chez certains sujets, qui finissent par pisser tout éveillés, soit au lit, soit dans leurs vêtements.

Si cette affection ne présente aucun danger, elle constitue tout au moins une incommodité fâcheuse. Les malades exhalent une odeur infecte d'urine qui les oblige à rompre tous les liens sociaux. De plus, et à moins de soins continuels et méticuleux, il faut s'attendre à voir la peau s'enflammer et s'ulcérer, ce qui ne laisse pas que d'occasionner des désordres assez graves.

Traitement. – Les causes qui produisent

l incontinence d'urine étant multiples, il importe de ne point perdre de vue cette circonstance dans le choix du médicament.

Causticum est indiqué lorsque l'émission de l'urine a lieu surtout pendant le jour ou la veille, et si elle paraît être déterminée par la toux ou un effort de même nature.

Pulsatilla, quand l'incontinence d'urine est la suite d'un accouchement laborieux, ou lorsqu'on l'observe chez les jeunes filles mal réglées.

Belladona contre le pissement au lit pendant la nuit, ou si l'on a observé des spasmes de la vessie.

Lorsque cette infirmité est occasionnée par la présence de vers dans l'intestin, on suivra le traitement indiqué à l'article *vers intestinaux*.

Voir page 9 pour le mode d'emploi des médicaments.

URTICAIRE

Éruption caractérisée par des élevures analogues à celles que produit sur la peau le contact de l'ortie.

L'urticaire qui d'ailleurs ne présente généralement aucun danger, est quelquefois observée à la suite d'une vive émotion ou d'un excès. Elle est produite aussi chez quelques sujets par l'ingestion de certains aliments comme les huîtres, les moules, les écrevisses, voire même le miel dans quelques cas. Il y a du reste à ce sujet des prédispositions très-diverses suivant les individus.

Au début, on remarque quelquefois de la fièvre et des vomissements. L'éruption ne tarde pas à paraître, à la figure d'abord, puis sur les membres et le corps. Ordinairement passagère, elle se reproduit avec une grande facilité. L'apparition des plaques d'urticaire s'accompagne de picotements, de chaleur et de démangeaison. La durée est en général de trois à quatre jours, et ne dépasse guère une semaine. La guérison est la terminaison ordinaire.

TRAITEMENT. — L'urticaire cède le plus ordinairement à des soins purement hygiéniques, repos au lit, boissons chaudes, légère transpiration. Il n'est donc pas toujours nécessaire de faire usage de médicaments. Cependant, dans quelque circonstances où l'éruption se prolonge ou s'accentue davantage, il devient nécessaire de faire suivre au malade un traitement médical.

Dulcamara convient quand la maladie succède à un refroidissement ou qu'elle s'accompagne de mal de tête, fièvre, et manque d'appétit. —

Urtica urens est considérée ici comme tout à

fait homœopathique à l'éruption. Médicament indiqué surtout lorsque l'urticaire envahit le tronc et occasionne de fortes démangeaisons, provoquées surtout par la chaleur du lit. — **Apis** est indiqué chez les enfants de nature irritable, et quand l'éruption détermine le gonflement et l'enflure des parties attaquées. — **Calcarea** sera très-utile dans les cas de rechute. — **Hepar** sera donné avec avantage quand l'éruption s'accompagnera de rhume de cerveau.

V. page 9 pour le mode d'emploi des médicaments.

VACCINE

La vaccine est une maladie pustuleuse et contagieuse qui se développe chez la vache (vacca), et qui, inoculée aux hommes et aux enfants, les préserve de la petite vérole. La découverte de cette propriété est due à Jenner, célèbre médecin anglais, qui vivait à la fin du siècle dernier et au commencement de celui-ci.

L'inoculation de la vache à l'homme est très-rarement possible ; c'est pourquoi on transmet le virus d'homme à homme, au moyen de piqûres faites avec des lancettes. En général, et à moins d'épidémie de variole, on ne doit guère vacciner avant que l'enfant ait deux ou trois mois.

Trois ou quatre jours après l'inoculation on voit à la place des piqûres une petite élevure rouge qui devient circulaire le cinquième jour et prend la forme d'un ombilic. Le sixième et le septième jours, le volume de la pustule augmente, et la matière qu'elle contient devient légèrement purulente. L'inflammation se propage aux tissus voisins. Le bras est le siége d'un sentiment douloureux et de chaleur. Ces symptômes s'amendent graduellement ; les pustules se dessèchent et sont remplacées par une croûte brune qui ne tombe guère que vers le vingt-quatrième ou le vingt-cinquième jour, laissant à nu une cicatrice profonde.

La marche que nous venons d'indiquer peut subir diverses modifications, et les symptômes qui l'accompagnent sont plus ou moins accentués suivant les sujets. La vaccine se complique quelquefois d'accidents inflammatoires considérables. Dans d'autres cas, l'inoculation ne réussit pas, soit qu'elle ait été mal pratiquée, soit que le sujet ait déjà été vacciné. A ce propos, on a cru constater qu'au bout d'un certain nombre d'années la force préservatrice du vaccin diminuait dans une proportion notable. Bien que ce fait soit loin d'être démontré d'une façon satisfaisante, il sera toujours prudent de tenter la revaccination, surtout en temps d'épidémie de petite vérole.

VARIOLE OU PETITE VÉROLE

C'est une fièvre éruptive et contagieuse dans laquelle se développent, sur la surface du corps, des pustules en plus ou moins grand nombre. Nous considérons, dans la variole, trois périodes principales, l'invasion, l'éruption et la dessiccation.

Invasion. — Après une incubation de durée variable, la maladie s'annonce par un frisson, bientôt suivi de chaleur et même quelquefois de sueur. La langue est blanche ; il y a des nausées ; presque toujours de la constipation et de la douleur frontale. Chez presque tous les malades, on observe en outre une douleur de reins très-incommode. Les forces sont abattues. Il y a souvent de l'agitation, de l'insomnie, quelquefois même du délire. A ces symptômes se joignent, dans certains cas, des éternuments, du larmoiement, de l'oppression.

Éruption. — Vers le troisième ou le quatrième jour, apparaissent de petites taches rouges qui bientôt proéminent sur la peau, et forment autant de pustules surmontées de vésicules remplies d'un liquide citrin. Ces vésicules offrent, au bout de quelques jours, une dépression à leur centre. Elles paraissent d'abord à la figure, puis successivement sur le cou, la poitrine et les membres. L'éruption est tantôt peu abondante (variole discrète), tantôt très-considérable (variole confluente). Les pustules se développent aussi sur les membranes muqueuses, et pénètrent jusque dans la bouche et l'arrière-gorge. En même temps, la figure et les extrémités se tuméfient considérablement ; les pustules se mettent à suppurer, et le liquide qui s'en écoule forme, en se desséchant, des croûtes superficielles. Pendant que s'accomplissent les phénomènes de la première et de la seconde période, il y a eu de la fièvre. Elle cesse ou diminue vers le moment où l'éruption est à son apogée.

Dessiccation. — Du neuvième au dixième jour commence la dessiccation qui s'opère en général dans le même ordre que celui de l'apparition des pustules. A ce moment, les malades éprouvent de vives démangeaisons ; et, souvent, le besoin de se gratter l'emporte chez eux sur les règles de la plus vulgaire prudence. Dans les cas où la variole a été confluente, elle laisse des traces indélébiles et qui sont plus accentuées encore si le malade n'a pu se contenir. Généralement, après la chute des croûtes, le malade entre en convalescence.

Mais la variole n'a pas toujours une marche

régulière. D'autre part, elle offre des complications nombreuses et graves, toutes choses qui font beaucoup varier le pronostic. D'une manière générale, on peut dire que c'est une maladie qui présente toujours une certaine gravité. Elle n'attaque ordinairement qu'une seule fois le même individu. Il est à peine besoin de dire que les personnes vaccinées jouissent, à l'égard de cette maladie, d'une immunité presque complète.

TRAITEMENT. — Le traitement de la petite vérole est préservatif ou curatif, selon qu'on le donne dans le but de prévenir et d'empêcher la maladie, ou de guérir le sujet qui en est atteint.

Le traitement préservatif ou la prophylaxie de la variole est bien connu. C'est le vaccin. Sur ce point, les deux écoles sont parfaitement d'accord. La vaccination, qui est une des plus belles conquêtes de la médecine moderne, peut être à bon droit revendiquée comme un traitement éminemment homœopathique. Ici, comme dans bien d'autres circonstances, l'évidence des faits est telle, que les médecins de la vieille école font de l'homœopathie sans le savoir. Ne le leur disons pas trop, de peur que certains d'entre eux, je parle des moins éclairés, et il y en a quelques-uns, ne renoncent à ce précieux préservatif et ne le repoussent désormais avec une sainte horreur, comme entaché d'hérésie médicale.

Lorsque la maladie est déclarée, voici les médicaments auxquels nous avons le plus ordinairement recours :

Aconit au début, lorsque la fièvre est très-accentuée, le pouls fréquent, la peau chaude, la tête douloureuse, et que l'on a pu observer des saignements de nez. Ce médicament s'emploie d'ailleurs très-fréquemment au début d'un grand nombre de maladies qui présentent des symptômes analogues à ceux que nous venons d'énumérer.

Belladona sera donnée ensuite, s'il y a du délire avec hallucinations, inflammation du globe de l'œil avec crainte de la lumière. Si la fièvre persiste, il sera bon d'alterner ces deux médicaments.

Opium est indiqué quand on remarque chez le malade un état soporeux et de somnolence presque continu.

Zincum réussit quelquefois à faire avorter l'éruption variolique. Mais, pour que ce but puisse être atteint, il faut donner le médicament avant l'apparition des premières pustules, dès le début de la maladie ; autrement, on ne peut rien obtenir.

Mercurius sera donné dès que l'éruption apparaît, surtout si l'on remarque chez le malade de la salivation avec état inflammatoire de la bouche, se propageant au nez et même aux yeux.

Chamomilla est quelquefois indiquée dans le courant de la variole ; c'est surtout lorsqu'il y a de la toux et quelques autres symptômes du côté de la poitrine. Ce médicament répond encore à quelques-uns des phénomènes nerveux qui se produisent parfois durant cette maladie.

Ledum est extrêmement utile pendant la période de dessiccation. M. le docteur Teste le recommande alors, dans le but d'apaiser la démangeaison qui se produit. Cette démangeaison est telle que, malgré les plus vives et les plus instantes recommandations, les malades s'arrachent quelquefois la peau jusqu'au sang. De là, ces cicatrices couturées du visage, qui rendent parfois hideux les infortunés sujets qui ont eu à subir cette épreuve. Toutefois le médicament que nous indiquons ici présente un inconvénient, assez fréquemment observé d'ailleurs, dans la médication homœopathique. Il exaspère momentanément la démangeaison : c'est ce qu'on appelle une *aggravation médicamenteuse*. Mais bientôt, à cette aggravation succède un calme qui ne fait que croître, et le malade est bientôt soulagé et entièrement délivré de cette effroyable démangeaison, qui constitue un de ces supplices inconnus que ne peuvent même pas soupçonner ceux qui ne l'ont jamais enduré.

V. page 9 pour le mode d'emploi des médicaments.

VERS INTESTINAUX

Ces parasites sont assez nombreux. Nous parlerons des principaux.

I. *Ascaride lombricoïde.* — De forme cylindrique, d'une longueur de 20 à 25 centimètres et d'un diamètre de 2 à 5 millimètres, ce ver est d'une couleur rose plus ou moins foncée, lisse et demi-transparent Les deux extrémités sont amincies.

Les ascarides lombricoïdes ou lombrics résident surtout dans l'intestin grêle, où leur présence peut demeurer longtemps ignorée. En effet, et quoi qu'on ait pu dire à cet égard, il n'y a guère de symptôme qui décèle bien positivement la présence des vers dans l'intestin. Toutefois, ces parasites émigrent quelquefois dans d'autres parties du corps et produisent alors des accidents qui les font reconnaître. Ces accidents peuvent avoir une très-grande gravité ; et c'est seulement à ce point de vue que les lombrics présenteraient quelque danger pour la santé. Parfois le malade rend un ou plusieurs vers, soit par en haut, soit par en bas, et l'on est mis ainsi sur la voie.

II. *Oxyure vermiculaire*. — Beaucoup plus petit, ce ver n'a guère que 2 à 3 millimètres de long; la femelle atteint le double de cette dimension. Les oxyures vermiculaires se rencontrent principalement chez les enfants et se trouvent presque exclusivement dans le gros intestin, surtout du côté de l'anus dont ils remplissent les plis. Ils y produisent une vive démangeaison, qui devient quelquefois intolérable. Par suite, les enfants portent souvent la main de ce côté, et il est inutile d'insister sur les conséquences qui peuvent résulter de cette habitude.

III. *Tœnia ou ver solitaire*. — Il y a deux espèces de ver solitaire, le tœnia solium et le botriocéphale ; mais cela importe peu pour la pratique. Les tœnias sont des animaux aplatis, rubanés, mous et blancs, formés d'articulations plus ou moins nombreuses, et pouvant atteindre une longueur de 7 ou 8 mètres et plus. On leur donne aussi le nom de vers solitaires, parce que le plus ordinairement il n'y en a qu'un seul à la fois dans l'intestin ; mais cette règle souffre des exceptions. Le siége habituel du tœnia est dans la partie supérieure de l'intestin grêle. Les symptômes qui dénotent la présence de ce parasite sont encore bien vagues. Il y a des malades qui sont affectés du ver solitaire depuis plusieurs années, et chez lesquels rien ne l'indiquerait, si parfois ils ne rendaient des portions plus ou moins considérables de cet animal. Un préjugé très-répandu est que les personnes qui ont le ver solitaire ont un appétit insatiable. Rien de moins justifié que cette manière de voir. Ce symptôme se présente en effet quelquefois, mais d'une manière relativement rare. Du reste, le tœnia peut persister indéfiniment, sans amener de désordres bien graves dans la santé. Et dans certains pays, notamment en Abyssinie, on prétend que les habitants qui en sont presque tous atteints se gardent bien de les expulser, pour ne point déranger l'équilibre de leur santé habituelle. Quoi qu'il en soit de la véracité de cette version, il est certain que, dans nos climats du moins, lorsque la présence du ver solitaire est signalée, on cherche toujours à s'en débarrasser. Il ne faut pas oublier que, tant que la tête n'a pas été rendue, l'ennemi est toujours dans la place.

Traitement. — Plusieurs médecins des plus recommandables par leur longue expérience, et parmi lesquels on ne compte pas des homœopathes seulement, professent que la présence des vers dans l'intestin ne détermine pas toujours et nécessairement des désordres dans la santé. C'est pourquoi ils se contentent de surveiller les malades, toujours prêts à agir seulement dans le cas où les parasites intestinaux détermineraient quelques accidents. Il n'est pas inutile, en effet, de remarquer que tous ou presque tous les enfants ont des vers intestinaux, et très-peu cependant en sont incommodés, circonstance à laquelle on n'a pas toujours prêté une suffisante attention. C'est pourquoi il faut prendre garde d'attribuer à ces parasites bien des maux auxquels ils sont complétement étrangers. Toutefois, il est incontestable que dans certains cas ils occasionnent dans la santé des troubles qu'il importe de faire cesser. On a recours alors à plusieurs médicaments, parmi lesquels nous indiquerons les plus usités.

Mercurius administré à une basse dilution est en général un très-bon vermicide. On l'administre à l'intérieur contre les lombrics ; et à l'extérieur sous forme de lotions et quelquefois de petits lavements contre les oxyures du rectum et de l'anus.

Veratrum est très-recommandé par M. Teste contre les oxyures ; non qu'il les fasse toujours disparaître, mais surtout parce qu'il met promptement fin aux symptômes fâcheux occasionnés par ces parasites.

Cina, très-bon vermifuge contre les lombrics, est indiqué surtout chez les enfants qui rendent

de temps en temps des vers ; ceux dont le ventre
est tendu et qui ont de fréquentes démangeaisons
au nez.

Viola odorata et **stannum** sont encore
recommandés contre les lombrics. Ces deux médicaments conviennent surtout quand les lombrics occasionnent une inflammation de l'intestin
se compliquant d'accidents nerveux.

Contre le ver solitaire, on a préconisé divers
médicaments, notamment l'écorce de racine de
grenadier, la fougère mâle, etc. Mais ceux qui
réussissent le mieux sont le **kousso** d'Abyssinie
et la **graine de citrouille**. Le kousso a été
préparé homœopathiquement et administré à
diverses dilutions. Quant à la graine de citrouille,
M. Rafinesque la donne simplement pilée avec du
sucre ; et il a obtenu ainsi un succès complet.

Dans bien des cas, je l'ai déjà dit, il importe
moins de détruire ou d'expulser les vers que d'a-
mender les symptômes auxquels ils donnent lieu.
Sous ce dernier rapport, les médicaments à dose
infinitésimale jouissent d'une action incontesta-
blement supérieure aux autres. Mais s'il s'agit de
tuer ou même de chasser les parasites, il faudra
recourir de préférence aux doses massives.

V. page 9 pour le mode d'emploi des médicaments.

QUESTIONNAIRE

POUR LES MALADES QUI DÉSIRENT CONSULTER
PAR CORRESPONDANCE

Il arrive souvent que des personnes vivant éloignées des grands centres désirent suivre un traitement homœopathique; mais cela ne leur est pas
toujours facile, faute de rencontrer près d'elles un
médecin partisan de notre doctrine. Il faut bien
alors s'adresser à un autre plus ou moins éloigné,
et l'on est obligé le plus souvent de consulter par
lettre. Mais quand on n'a pas l'habitude de ces
matières, on risque, ou de négliger des détails importants, ou au contraire de tomber dans des re-
dites inutiles. Nous avons journellement l'occasion
d'en faire la remarque. De là des échanges multipliés de correspondances, et comme conséquence
une perte sérieuse de temps. C'est afin d'éviter ces
inconvénients, et dans le but de permettre aux
malades de donner à l'exposition des faits qui les
concernent la méthode et la clarté désirables, que
nous avons dressé ce questionnaire. Les personnes
qui écrivent pour la première fois à un médecin

feront bien de se guider d'après les indications qu'il renferme. Ce questionnaire suffira dans la plupart des circonstances. Mais il est bien entendu que pour chaque cas particulier il y a lieu de noter des détails spéciaux qui ne pouvaient trouver leur place ici. Voici donc, d'une manière générale, les renseignements qu'il sera bon de donner.

Indiquez votre sexe, votre âge, votre profession et vos occupations ordinaires. — Dites quel est votre genre de vie; comment vous vous nourrissez; si vous prenez vos repas en famille et à des heures régulières. — Comment se fait la digestion; si d'ailleurs vous êtes d'un bon appétit; si vous avez des goûts bizarres; si vous êtes constipé ou relâché. — Combien vous passez ordinairement de temps au lit; si le sommeil est bon et réparateur; si vous avez des songes ou des cauchemars fatigants, etc.

Faites connaitre le pays que vous habitez, principalement au point de vue du climat, chaud, froid ou humide. — Expliquez si vous avez toujours séjourné dans ce pays; et si vous n'en êtes pas originaire, de quelle contrée vous venez, et depuis combien de temps. — Entrez aussi dans quelques détails sur votre habitation. Dites à quelle exposition vous êtes, si le soleil pénètre dans votre logement; si les pièces sont suffisamment aérées ; s'il n'y a pas trop de personnes couchées dans la même pièce, etc.

Quel est l'état de votre peau ? — Avez-vous eu quelquefois des éruptions, et de quelle nature? — N'avez-vous jamais eu de dartres ? — Éprouvez-vous quelquefois des démangeaisons et dans quelle partie ? — Quelle est la couleur de vos cheveux? Sont-ils abondants? En avez-vous perdu depuis quelque temps ?

Avez-vous quelquefois la fièvre ? — Si oui, expliquez si elle vient régulièrement à certaines heures, le jour ou la nuit, tous les jours ou moins souvent, et comment les accès se passent habituellement.

Êtes-vous maigre ou corpulent, de grande ou de petite taille? — Expliquez s'il y a quelque chose d'anormal dans la conformation de votre corps. — Quelle est votre force physique et votre résistance à la fatigue ? — Transpirez-vous facilement? Cela vous arrive-t-il dans la veille ou le sommeil, le jour ou la nuit?

Donnez quelques détails sur votre caractère et votre tournure d'esprit. Dites si vous êtes gai ou triste, si vous aimez la société ou la solitude, etc.

Vous arrive-t-il d'avoir des vertiges et des étourdissements, et dans quelles circonstances? — Avezvous éprouvé des troubles de la vue ? — Avez-vous l'oreille dure ? Percevez-vous facilement les odeurs ?

Souffrez-vous des hémorrhoïdes ? — Éprouvez-vous quelque chose du côté des voies urinaires ?

Les fonctions sexuelles s'accomplissent-elles bien ? — Les époques sont elles régulières, et les choses se passent-elles convenablement ? — Y a-t-il des écoulements anormaux, et en éprouvez-vous quelque fatigue ?

Toussez-vous quelquefois ? Cela vous arrive-t-il par quintes ? — Êtes-vous souvent enrhumé ? — Expectorez-vous facilement et abondamment, et de quelle nature sont les matières ainsi rendues ?

Votre respiration est-elle facile ; ou au contraire ne vous arrive-t-il pas d'être oppressé ? — Avez-vous des palpitations de cœur ; et dans quelles circonstances se produisent-elles le plus ordinairement ?

Êtes-vous sujet aux douleurs ? — Se font-elles toujours sentir aux mêmes endroits ? — Quelles circonstances paraissent provoquer leur apparition ?

Avez-vous connaissance de quelque maladie héréditaire dans votre famille ?

Après avoir répondu à ces questions d'un ordre général, décrivez aussi soigneusement que pos-

sible les divers symptômes de la maladie pour laquelle vous réclamez des soins. — Dites depuis
combien de temps elle dure. — Entrez dans les
explications les plus minutieuses. Aucun détail,
si inutile qu'il paraisse, n'est à négliger. —
Faites connaître les traitements déjà suivis et les
résultats obtenus.

TABLE DES MATIÈRES

—

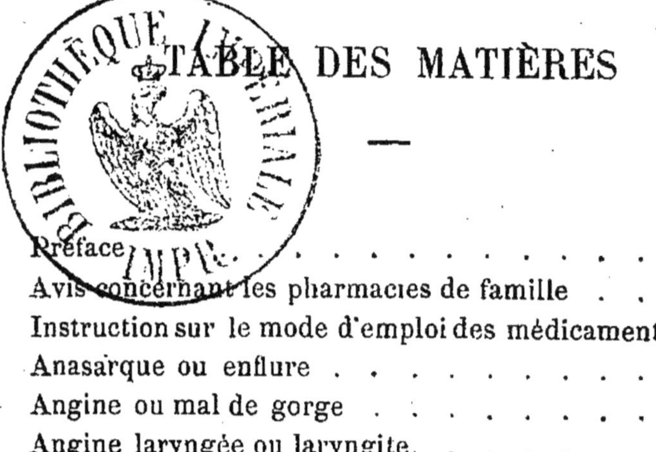

FIN DE LA TABLE

LA SANTÉ.

JOURNAL DE VULGARISATION MÉDICALE
ET SCIENTIFIQUE

Paraissant tous les Jeudis

En un numéro de seize pages, à deux colonnes, illustré, et dont le prix d'Abonnement est seulement de 6 francs par an.

Ce journal si utile, fondé par plusieurs médecins des plus célèbres, est dans sa 3e année de publication. Le premier, il a songé à mettre à la portée de tous LA CONNAISSANCE DES MALADIES, leur TRAITEMENT et leur GUÉRISON. Il fournit des moyens prompts, efficaces pour combattre le mal et appliquer le remède.

Avant l'apparition de LA SANTÉ, les journaux de médecine étaient faits ordinairement pour les médecins; notre publication, au contraire, s'adresse à tous sans exception: gens du monde, artisans, et surtout aux personnes éloignées des grandes villes, et pour lesquelles les consultations médicales exigeraient des déplacements coûteux et impraticables.

On y traite à fond la question des maladies régnantes; chaque Numéro contient, outre le Courrier médical, un article d'Hygiène, un article de Science, des Recettes utiles, etc., etc.

En outre, les médecins attachés à LA SANTÉ répondent, par la voie du journal, à toutes les Consultations qui leur sont adressées.

Pour recevoir immédiatment LA SANTÉ, il suffit d'envoyer 6 francs, montant de l'Abonnement pour un an, à M. PIOCHE, administrateur-gérant du Journal, 61, RUE DE RENNES, à Paris.

---

613. Abbeville. — Imp. Briez, C. Paillart et Retaux

www.ingramcontent.com/pod-product-compliance
Lightning Source LLC
LaVergne TN
LVHW050256060726
842525LV00002B/315